焦虑管理实用指南

孤独症谱系障碍儿童

实用指南

Anxiety Management for **Kids** on the
Autism Spectrum
Your Guide to **Preventing Meltdowns** and
Unlocking Potential

〔美〕克里斯托弗·林奇（Christopher Lynch）◎著

徐英华　马百亮◎译

华夏出版社
HUAXIA PUBLISHING HOUSE

献给迪伦和罗斯。

你们教会我的有关孤独症的知识，

比我从任何书本和研究论文里得来的都要丰富。

但更重要的是，

你们让我看到了人类在面对极端挑战时不屈不挠的精神。

为此，我永远心存感激。

推荐序

随着网络化发展，公众对于孤独症谱系障碍（ASD）的知识似乎了解了更多，但这些知识并非清晰可靠，因为有关 ASD 的信息满天飞，鱼龙混杂，有些甚至是不靠谱和带有误导性的认识。ASD 是一种极为复杂的神经发育障碍性疾病，且有激增趋势，医学上尚无特异性治疗方法，甚至对 ASD 的发病原因和机制迄今人们仍不清楚。当然，ASD 孩子终究要长大成人，他们理应在社会上拥有自己合理的权利和位置，他们需要公众更多地了解和接纳，为此整个社会还要做很多工作。

按照美国《精神障碍诊断与统计手册（第 5 版）》（DSM-5）标准，ASD 的诊断基本是由社交障碍和狭隘刻板 / 重复行为两大维度的症状来界定的。据此，典型 ASD 在临床上诊断似乎不是很困难，他们的行为表现较为特异，家长很早会感觉到孩子发育异常而带他们去看医生。对轻度 ASD 或是阿斯伯格综合征（AS）的诊断则十分棘手，医生容易出现漏诊、误诊，养育者也很容易忽视孩子的某些症状，这些孩子到了某个年龄段，多因情绪障碍和行为表现与众不同而就医。我在门诊工作中，遇到过各类 ASD 儿童因情绪问题来就诊，且以四五岁以及更大年龄的孩子居多，其中不乏轻度 ASD 和 AS 青少年。我认为，DSM-5 关于 ASD 症状的描述固然是诊断的重要依据，情绪问题并非在核心症状之列，但大多 ASD 儿童在发展的某个阶段会出现各类情绪困扰问题。因此，可解读为，情绪障碍是他们的主要合并症（共病）之一。仔细分析这些情绪问题，可发现类似的"异化"规律，如 ASD 儿童大都合并不同程度的感知觉异常，常人司空见惯、不以为然的环境刺激极易被他们放大，引发他们的不适和情绪困扰，乃至崩溃。正如著名的 ASD 人士天宝·格兰丁（Grandin，2011）

所说:"恐惧和焦虑是 ASD 人士最主要的情绪体验。"此话一点不假。ASD 人士的对视回避、社交回避与刻板动作行为主要由恐惧和焦虑所致。

ASD 人士的情绪分化大致按害怕—恐惧—焦虑—担心—强迫—愤怒—激越—崩溃顺延,严重时可引发更多精神障碍,如攻击、自伤、不顾及危险的冲动行为、伤残、伤害、严重的社交退缩和蜗居,也有可能演化为其他精神障碍,如双相障碍、抑郁症、精神分裂症等。许多有 ASD 孩子的家庭会因孩子的情绪问题而陷入崩溃,家长们会因此回避社交,或因"病耻感"而索性"圈养"起 ASD 孩子。这些家长对带 ASD 孩子出门的描述是"如履薄冰",备不住 ASD 孩子会突然发脾气,有时脾气戛然而止,有时没完没了,对周围造成"负面"影响。为此,我在个人公众号上写过一些相关科普文章,指导家长如何应对 ASD 孩子发脾气的状况。

就此意义而言,缓解 ASD 孩子的焦虑、恐惧,干预和安抚(控制)他们的情绪则成为干预的重要组成部分,而不仅仅限于对其行为和认知的改善与提升。目前很多机构面对的是低年龄 ASD 儿童,他们的情绪"异化"尚未达到令人不堪的程度。反而,ASD 孩子到了学龄期和青春期,其情绪障碍的发生率更高、更难控制,情绪问题使得他们原有的技能倒退,或是在社会适应方面困难加重。显然,焦虑和恐惧使 ASD 孩子容易陷入痛苦中,他们也不愿意配合治疗。研究发现,ASD 成人就业困难的一个重要原因恰恰是情绪障碍。

鉴于此,华夏出版社引进、翻译和出版了这本《孤独症谱系障碍儿童焦虑管理实用指南》,旨在为广大治疗师、教师及家长提供具有实操性的知识与技能。尽管每个 ASD 孩子都不同,但焦虑在他们身上非常常见,焦虑还会影响亲子关系,它们互为因果,有时会陷入恶性循环。因此,无论是 ASD 孩子,还是他们的父母,如果通过该书掌握一些可行的管理情绪的技巧、技能,我相信亲子双方都会因此受益。这本书较为详细地描述了 ASD 孩子发生焦虑的根源、线索、表现特征、发展规律、继发问题等,并逐个剖析引起他们情绪困扰的主要原因,就此提出了诸多管控、干预的方法与技巧。这些方法显然是作者在 ASD 干预的一线经验基础上,依据相应的理论建构起来的,较适用于幼儿园大班或是学龄期 ASD 儿童。该书侧重训练 ASD 孩子如何学会管理自己的焦虑，并且介绍了易于他们掌握的放松技巧，因为附有很生动的案例，读者解读和掌握起来并不困难。

顺带一句，华夏出版社近些年出版过不少有关 ASD 和其他发育行为障碍的专著和书籍，其中一部分成为我手头常看的参考书。向前来就诊的家长推介书籍和提供资讯是发育行为儿科医生的重要工作之一，因此我也建议家长们关注"华夏特教"公众号浏览、网购适合的书籍学习和"武装"自己。此非出自任何利益关系，而是我认为该社引进出版的专业书籍较为质优，适合广大家长、教师、医生等参考阅读。我认为，读者们与其在浩如烟海的网络信息里寻觅正确知识，倒不如直接阅读这类专业书籍，掌握相关知识，这更为靠谱。

中山大学 静进

2021 年 10 月 8 日

发育行为儿科专家
静 进

静进，医学博士，中山大学教授／博士生导师。毕业于上海第二医科大学儿科系，一直从事发育行为儿科临床、科研及教学工作，兼任中华预防医学会儿童保健分会副主任、国家卫生标准委员会委员、中国残疾人康复协会孤独症康复专委会副主任、广东省康复协会副会长等。迄今主持国家和省部级 60 多项科研课题，发表学术论文 450 多篇，培养博硕士研究生 100 多名，主编《发育行为儿科学》，参编多部高校规划教材。

目　录

第一章

焦虑无时不在

如果你家里有孤独症儿童，可能已经收到了很多关于孩子应该接受何种服务的建议，其中可能包括诸如言语和语言治疗、行为训练（ABA）、感觉统合训练、作业治疗、物理治疗、个别化教育计划、社交技能训练等服务。这些建议大部分都是合理的，因为这些服务在改善孤独症儿童的生活方面可以发挥至关重要的作用。

然而，对于孤独症儿童，常见的问题之一是如何管理焦虑和焦虑引起的崩溃。事实上，焦虑会极大地阻碍或抵消孤独症儿童在接受的所有其他服务上取得的进展。然而，帮助孩子管理压力和焦虑可能不在你必须为你的孩子做的事情的清单上。考虑到焦虑对孤独症儿童的生活以及那些为他们提供教育教学、支持和与他们生活在一起的人的深刻影响，这实在很遗憾。

那么，焦虑会给孤独症儿童和支持他们的人带来什么样的影响呢？为了更好地理解这一点，让我们通过虚构一个名为"杰森"的孩子的故事，来看看孤独症儿童典型的一天是怎样度过的。杰森聪明伶俐，口齿清晰。他从小就接受过许多治疗和教育服务。在你阅读的过程中，请回想一下你的孩子、学生或个案是否会以类似的方式应对杰森遇到的以下情况。

早晨上学之前

杰森受不了闹钟的声音，所以妈妈必须叫醒他去上学。今天早上，妈妈起身做好准备，尽可能温和地告诉杰森该起床了。杰森哼了一声，和对待其他事情一样，他不愿意动弹，除非能够按照自己的方式和节奏来做。妈妈感到时间紧迫，提醒杰森，如果他还不起床，上学就要迟到了。结果，她遭到了杰森连珠炮一样的埋怨和指责。妈妈每天都听到这些，却怎么也无法做到习以为常。

为了让这个早晨继续下去，杰森的爸爸准备了早餐。遗憾的是，爸爸发现杰森最爱吃的麦片已经吃完了。杰森无法接受这个消息。他大喊大叫，大声地责怪爸爸妈妈犯下了"可怕的错误"。为了让他吃点别的东西，爸爸妈妈软磨硬泡，费尽口舌。

早餐后，杰森走向电子游戏机。上学的早晨是不允许玩电子游戏的，但是爸爸妈妈都在为上班做准备。他们只转过身一分钟，杰森已经开始玩起来了。他发誓他会在一分钟内离开，但是一分钟变成了五分钟，五分钟变成了十分钟。爸爸妈妈别无选择，只好过去把游戏机关掉，结果引起了更多的叫喊抗议和责备。

杰森终于开始穿衣服了。天气比预期的凉爽，所以爸爸妈妈让他多穿一件运动衫。杰森断然拒绝了，他说："没门！我才不要穿那个。又痒又紧！"经过一番恳求和谈判，他们最终就一套可以接受的衣服达成了一致。然后杰森开始收拾书包，结果却找不到昨晚写的一份练习题作业了。他马上变得惊慌失措。杰森在房子里到处找，并大声责怪他的父母弄丢了他的作业。最后，当大家都平静下来的时候，他们才意识到这份作业一直都在厨房的桌子上放着。然后，杰森小心翼翼地检查了准备带去学校的午餐。香蕉上有一个褐色的斑点，爸爸不得不给他重新换一个。他的三明治面包还带着一些外皮，爸爸不得不把面包皮完全切掉。

午餐打包好了，他们出了门。杰森的妈妈必须陪他走到公交车站，等公交车来，因为杰森总是担心公交车不会来（尽管这从未发生过）。在公交车到站之前，杰森焦急地问了一遍又一遍："现在几点了？现在几点了？"杰森要乘坐的公交车准时到达，他终于出发去上学了。爸爸妈妈都累坏了，但现在还不到早上八点。

客观地说，杰森今天早上醒来并没有想着"我要把自己和别人弄得都很痛苦"。相反，他的行为和情绪是由焦虑驱动的。当他面对的情境需要他具备感觉调节能力、灵活性或活动转换能力时，他就会焦虑。对于普通儿童，这些情况甚至可能不会被注意到，或者最多只会被视为一些小烦恼。然而，对于孤独症儿童，这样的情况可能会导致高度的焦虑，并经常会成为一天中的主要困扰。这种焦虑反应的一些后果是出现愤怒、沮丧情绪和问题行为。

为了防止小问题升级为全面爆发（又名"崩溃"），在早晨，父母们常常要小心翼翼。早上的大部分时间要么是用来避免孩子出现焦虑，要么是在事情没有按计划进行时尽力安抚他们。这可能会很耗时，让父母筋疲力尽，也会消耗孩子的精力。

在学校

焦虑并不仅仅发生在校外。在学校每一个学生也都会有焦虑感和沮丧感，然而，孤独症学生的焦虑往往会被放大。为了更好地理解这一点，让我们跟随杰森来了解一下他学校生活的一天。

杰森不喜欢早晨的铃声，所以他一进学校就捂住自己的耳朵。他的这种强烈的行为被他的同学们注意到了，他们认为这很奇怪。走廊里很拥挤，杰森很容易撞到别人，这让对方很恼火，也让杰森感到很不舒服。第一节课是英语，课堂作业是读一首诗，然后讨论它的意思。杰森能轻松地读这首诗，但理解却有困难。他按照字面意思解释隐喻，和他一组的同学强忍住才没有笑出声来。接着是历史课，这堂课讲的是地理大发现，但杰森非要谈他最喜欢的话题，那就是美国内战。他多次打断课堂，滔滔不绝地讲述有关内战的史实，直到被老师批评，老师还说要罚他留堂。历史课之后是数学课。数学是杰森的强项，但他不喜欢写数学作业，结果影响了他的数学学期成绩。

数学课之后是午饭时间，这是杰森最害怕的时刻。对他来说，自助食堂拥挤、气味难闻、嘈杂。他本可以和几个同学坐在一张桌子上的，但是他们距离垃圾桶太近了，因此杰森没有加入他们，而是独自一人坐到了一个角落里。

下午第一堂课是体育。对杰森来说，上体育课一直都是一件困难的事情，最近这门课的挑战尤其大，因为他们在学习打篮球。他不仅在运球和投篮方面有问题，而且他也会被规则搞糊涂，不知道什么时候把球传给谁。对方的一名队员欺骗他，对他喊道："杰森，把球传给我！"杰森上当了，他把球传了过去，这让他的队友们非常失望。

在下午剩下的课上，杰森遇到了各种各样的挫折：在自然课上，杰森必须与他不太熟悉的同学进行小组合作，这让他非常焦虑；在西班牙语课上，杰森意识到自己做错了家庭作业，这让他很沮丧；在计算机课上，杰森的电脑死机了，老师安慰了好久才让他冷静下来解决问题。学校的一天总算快结束了，杰森现在既沮丧又疲惫。虽然杰森是一个聪明的孩子，但这一天带给他的更多是挫败感，而不是成就感。

对于孤独症学生，学校可能是一个充满重重挑战的地方。在这里，感觉超负荷、学业上的挫折，以及各种各样的社交问题，常常以一种极具挑战性的方式结合在一起。在学校里，很多时候，学生不得不按照既定的日程行事，而不能随心所欲，这可能会让人感到很痛苦。由于这些和其他原因（我把它们分为五组，我喜欢称之为"五个主要嫌疑犯"），学校经常会让孤独症学生感到焦虑。这些焦虑会给他们带来很大的压力，使他们很难有效地学习。有时，这些焦虑也会导致问题行为，进而扰乱教学秩序，使教师和工作人员精疲力竭。在学校的焦虑也会增加孤独症学生已有的社交问题，例如，焦虑导致的问题行为（如在消防演习时尖叫）让孩子更加显眼，焦虑也会导致社交孤立（如在课间休息时，孩子会因为不知道如何开启对话而独自站在那里）。

放学后和晚上

普通儿童常常会期待放学，因为放学之后他们可以玩耍，轻松自在。对于孤独症孩子，压力和焦虑往往会持续下去。无论是上学前和上学期间，还是放学后，很多事情都可能会"出错"。当事情"出错"时，他们可能无法做到一笑了之。大多数孩子都能接受这种事情一直都在发生，而且他们很快就适应了。然而，对于孤独症孩子，这些并不是微不足道的不便，而是重大的、意想不到的变故，经常会导致严重的焦虑。让我们看看杰森放学后和晚上发生了什么，这些又是如何导致他焦虑的。

杰森放学后要进行足球训练，但当他们来到以前的训练场地时，教练解释说，因为场地维护问题，他们必须换到另一个场地。其他孩子对此没有意见，但杰森开始担心，他说："但那不是我们的场地。我们怎么能在别的场地训练呢？"教练不得不向他保证，说虽然场地不同了，训练内容还是一样的。

回到家里，该吃晚饭了。妈妈在晚餐中额外添加了一种食材，他一下子就发现了，马上叫嚷说："你们要毒死我吗？"妈妈不得不手忙脚乱地重新做他喜欢的菜，和平时一模一样。

晚饭后，是做作业的时间了。杰森把自然课的习题忘在了学校里。这造成了极大的沮丧和焦虑，妈妈不得不去他同学家里复印了一份。

做完作业，每个人都筋疲力尽了。杰森开始玩电子游戏。到了该上床睡觉的时候，妈妈轻轻地提醒他关掉游戏机，但杰森大声抗议说："你不懂！我马上就要升到第16级了！只要5分钟就好了。"妈妈只好等他，但时间在流逝，5分钟变成了20分钟，妈妈别无选择，只好强制把游戏机关了。没有哪一个家长想在孩子睡觉前对他做这样的事情，但是妈妈没有办法。杰森的激烈反应延迟了他安顿下来睡觉的时间，但他最终还是入睡了。就这样，这一天以沮丧和焦虑开始，以沮丧和焦虑结束。

对杰森来说，与焦虑有关的问题可能还没有结束。即使在睡觉时，焦虑也会继续折磨他。睡眠障碍在孤独症儿童中很常见，因为睡眠障碍经常由焦虑所导致。孤独症儿童可能出现的一些睡眠问题包括失眠、睡眠不规律、噩梦和夜惊。然而，对杰森来说这一天已经够艰难的了，所以我们还是让他（和他的爸爸妈妈）好好睡一觉吧。

焦虑和孤独症之间的密切联系

我在临床工作中发现，焦虑和孤独症之间的密切联系是显而易见的。虽然焦虑并没有被列为孤独症的核心症状，但它往往是孤独症儿童被带到我这里的主要原因。那些孤独症人士的经历往往会证实我的临床经验。天宝·格兰丁（Temple Grandin）①有一句话经常被人们引用，那就是"恐惧是孤独症人士最主要的情感体验"。《看着我的眼睛》(Look Me in the Eye: My Life with Asperger's) 一书的作者约翰·艾尔德·罗宾逊（John Elder Robison）②也说："和其他许多孤独症人士一样，每当我必须与陌生的人打交道或遇到陌生的情况时，都会感到恐惧和焦虑。我知道这种焦虑在其他无数孤独症人士身上都有。我掩饰得很好，但恐惧和焦虑一直伴随着我。"此外，从谱系人士的回忆录、博客以及其他信息来源都可以看出，焦虑在孤独症人士身上非常普遍。

越来越多的研究证实了我的这一临床观察，并且着重指出焦虑是如何影响孤独症人士的行为及其功能的。以下是一些关于焦虑和孤独症之间关系的发现：

---

① 天宝·格兰丁是一位国际知名的孤独症演说家，著有多部著作，包括《用图像思考：与孤独症共生》(Thinking in Pictures and Other Accounts from My Life with Autism)和《我心看世界：天宝解析孤独症谱系障碍》(The Way I See It: A Personal Look at Autism and Asperger's)。

② 约翰·艾尔德·罗宾逊是《看着我的眼睛》(Look Me in the Eye: My Life with Asperger's)、《与众不同：一个自由放养的阿斯伯格综合征人士历险记》(Be Different: Adventures of a Free Range Aspergian with Practical Advice for Aspergians, Misfits, Families & Teachers) 和《养育卡比：阿斯伯格综合征的父子历险记》(Raising Cubby: A Father and Son's Adventures with Asperger's, Trains, Tractors, and High Explosives) 的作者，这句话来自他的博客 www.psychologytoday.com February 8, 2011。

• 孤独症儿童更容易遭受焦虑的折磨，近 40% 的孤独症儿童至少有一种可诊断的焦虑症。[①]

• 家长们经常报告说，焦虑对孤独症儿童的影响可能比孤独症本身的影响更大。[②]

• 有些孤独症的症状与焦虑程度密切相关，如兴趣受限。焦虑程度越高，孤独症的症状就越严重。[③]

为什么要努力减少焦虑？

每一个人都会焦虑。在很多方面，焦虑可以帮助我们适应环境。焦虑有助于让我们意识到有危险，我们需要采取某些行动。如果没有焦虑，我们人类就不可能在地球上存在如此之久。我们很容易成为动物袭击、意外事故、恶劣天气等灾害的牺牲品。当焦虑和其他情绪（如兴奋）混合在一起时，它甚至可以为我们的生活增添活力。这就是为什么人们会去坐过山车，或去看恐怖电影。许多孤独症儿童也喜欢这两件事。然而，高度的焦虑——尤其是不想要的和难以控制的焦虑——会对孤独症儿童和支持他们的人的生活带来一些负面影响。

高度焦虑会给孤独症儿童带来痛苦。就像我们在杰森身上看到的那样，孤独症儿童早上醒来不会想着要让自己和周围的人都很痛苦。高度焦虑是一种痛苦的感觉。没有人想要如此，孤独症儿童也不例外。高度焦虑会引发许多令人痛苦的身体症状，如心悸、过度出汗、颤抖、反胃、头晕等。焦虑还会导致无法控制的担忧，以及恐慌的感觉。

① Van Steensel, F.J., Bögels, S.M., & Perrin, S. (2011) Anxiety Disorders in Children and Adolescents with Autistic Spectrum Disorders: A Meta-Analysis. *Clinical Child and Family Psychology Review 14,* 302-317.

② Ozsivadjian, A. & Knott, F. & Magiati.I. (2012). Parent and child perspectives on the nature of anxiety in children and young people with autism spectrum disorders: a focus group study. *Autism,* 16 (2) 107-121.

③ Spiker, M.A., Lin, C.E., Van Dyke, M.V. & . Wood, J.L. (2012) Restricted interests and anxiety in children with autism. *Autism,* 16, 306-320.

焦虑也会给那些支持孤独症儿童的人带来挑战。家长们经常会形容自己是"如履薄冰"，在对孩子宣布意料之外的计划变化之前，他们必须做好心理准备。大量的时间花在试图为孩子提供结构化的支持和一致性的环境上。这通常会对一个家庭的生活方式产生直接影响。例如，不能在忙的时候出去吃饭，不能没有事先告知孩子就带他／她去参加活动，必须避免去吵闹的地方，等等。在学校，这种焦虑也会对老师们构成挑战。焦虑的孤独症学生可能会执着于特定的话题，很难让他们做出转换。这可能会在无意之中破坏班级秩序。老师需要为孤独症学生提供高度结构化的教学和环境，在每一次活动转换之前，都要做好充分的准备工作。这些都可能会给老师造成时间和精力之类的消耗。

焦虑也会对社交技能产生负面影响。我在爱尔兰的时候，曾经组织了一个针对孤独症青少年的社交技能小组，当时就发现了这一点。小组成员的表现感觉有点呆板，成员之间的互动并不像我希望的那样多。我决定每次训练都以放松练习开始。成员们每周都会学习和练习一种新的放松方式。他们不仅对学习如何管理焦虑表现出极大的兴趣，而且在社交互动方面也大大改善了。没有掌握有效的社交技能只是问题的一部分。问题的很大一部分（也许是最大的一部分）是成员们在社交场合所经历的焦虑。

除了社交技能，焦虑还会影响其他方面，其中包括注意力、记忆力和学习能力，而这些反过来又会影响其他技能，其中包括一些重要的技能，如运动技能、言语／语言技能、日常生活技能和学业技能，致力于这些能力的提高将花费家长、老师和治疗师大量的时间。

需要一个计划

家长、老师和治疗师花了很多时间来制订和修改支持孤独症儿童的计划。对于帮助孤独症儿童在能力和独立性方面的成长，所有这些支持都至关重要。然而，很少有专门针对焦虑的支持。即使有的话，这种支持也往往只发生在某种危机之后。当危机过去后，这方面的支持要么被撤回，要么被忘掉。考虑到孤独症儿童的焦虑程度以及这种焦虑对行为、情绪、学习和人际关系的影响，这实在很遗憾。

本书的使命是为家长、老师和治疗师提供一个全面、系统的支持体系，以帮助孤独症儿童克服焦虑。考虑到孤独症的本质，我相信所有的孤独症儿童都能从这些支持中受益。焦虑及其后果会影响生活的许多方面，因此焦虑管理有必要成为孤独症儿童应该接受的关键服务之一。只有这样，孤独症儿童的痛苦才可以得以减轻，崩溃次数得以减少，从而发挥出最大的潜力。

本书的结构

管理焦虑的第一步是确定焦虑何时会发生。因此，在下一章，我们会讲到如何判断孤独症儿童何时会焦虑。在第三章中，我会介绍导致焦虑的"五个主要嫌疑犯"，也就是我总结出的让孩子们一次又一次陷入焦虑的五个因素。我们将在第四章到第八章详细讨论这些因素并提供有关解决每个因素的实用建议。然而，无论我们作为父母、老师和治疗师提供了多少支持，都无法消除孩子们焦虑的所有来源。因此，孤独症孩子要学会管理自己的焦虑，这一点至关重要，对此我们在第九章中进行了讨论，并且介绍了孤独症儿童可以很容易掌握的放松身心的技巧。考虑到学校在孩子生活中的重要性，接下来在第十章中我们专门讨论了如何管理在学校时产生的焦虑。我们的目的不仅仅是解决问题，还要发挥孩子们的优势，这样可以让孩子增强自尊，更加自信，可以更好地应对生活中的挑战。第十一章是讲关注这种优势的重要性。在最后一章，我们会再次讲述我们的朋友杰森，然而，这一次我们将看到在实施本书所述策略之后，他的一天是怎样度过的。

第二章

焦虑的线索

　　孩子们经常不能清楚地告诉我们是什么在困扰着他们。对于那些有语言障碍的孩子尤其如此，而孤独症儿童通常都有这种障碍。但孤独症儿童很难表达焦虑通常不只是因为语言问题。有很多原因可以解释为什么孤独症儿童很难将自己的焦虑告诉我们。其中一些原因如下：

　　• 孤独症儿童可能缺乏表达焦虑的词汇。即使孩子拥有良好的核心语言技能，依然有可能会如此。孩子可能知道一些基本的情感词汇，如"快乐""悲伤"或"愤怒"，但可能不能完全理解"紧张""担心""恐慌"或"焦虑"等词汇的用法。

　　• 即使孤独症儿童确实掌握了所有用来表达情感的词汇，他们依然可能不知道何时、何地或如何使用这些词汇。这是因为孤独症儿童在社交场合使用语言进行沟通时经常会发生问题。社会交往很大程度上依赖所谓的语用语言，而这是孤独症儿童经常遇到困难的地方。例如，一个孩子可能知道"焦虑"这个词的意思，但不知道当他们感到焦虑时，应该向谁寻求帮助，以及如何寻求帮助。

　　• 孤独症儿童可能会因为过于焦虑而无法告诉别人有什么事情在困扰着他们。对于孤独症儿童，焦虑可能来得非常快，而且出乎意料。例如，当一个孩子得知他的日程安排发生了重大变化时，他可能会很快从相对平静的状态变成恐慌的状态。当这样的情况发生时，孩子处理问题的时间会很少，他就很难以清晰的、建设性的方式寻求帮助。

· 孤独症儿童有时会有一种扭曲的时间观念，而这可能会影响他们的应激反应能力。对于孤独症孩子，在应激性的事件发生数小时、数天、数周甚至更长时间后做出反应并不罕见。这可能会让其他人很难把他们的痛苦情感和导致痛苦的事件联系起来。虽然孩子看起来好像是"无缘无故"地心烦意乱，但事实上，他们可能是在对一些非常真实的事情做出反应——即使这些事情可能已经发生一段时间了。

那么，如何判断一个孤独症儿童焦虑了呢?

有多种方法可以发现孤独症儿童是在焦虑。有时孩子可以自己告诉我们，有时孩子可以给我们提供部分语言线索，有时我们必须从孩子的行为、身体症状或情绪来推断他是否焦虑。下面将对此进行介绍，但需要注意的是，我们经常需要从这些不同类型的组合中拼凑出线索。

完整的语言表达

在有些情况下，孤独症儿童可能在焦虑时会告诉你，尤其是那些一开始就有语言能力的孩子。然而，即使有良好的语言能力，对孤独症儿童来说，表达焦虑的能力可能也不是天生的。在能够说话和能够使用语言作为一种互动方式之间通常存在着差距。如上所述，孤独症儿童可能知道表达焦虑的词语，但可能不知道何时、何地、如何或对谁使用它们。

必须要记住，孩子们用来表达焦虑的词语可能会与成年人不同。成年人可能更喜欢用"焦虑""担心""紧张""压力"这样的词语。然而，这些词对孩子来说可能有点太抽象了，他们倾向于使用更具体的表达，如"害怕"。他们也可能用更笼统的词语来描述痛苦，如"心烦"，或者他们会说某种情况让他们感到"不安"。

有时候，对于孤独症儿童，问题不是焦虑的表达不足，而是过度表达。换句话说，孤独症儿童可能会非常频繁、非常迅速、非常强烈地表达他们的担忧，以至于很难确定问题到底出在哪里。当语言能力强的孤独症孩子变得焦虑时，有时他们会变得话很多，可能会惊呼说所有一切都在困扰着他们。对话有可能变成下面这种情况：

> **治疗师／家长／老师**："你看起来有点不安，有什么让你烦心吗？"
>
> **儿童**："什么都让我烦心。学校很糟糕。我什么都学不会。每个人都欺负我。妹妹总是让我很头疼。无论我要做什么，爸爸妈妈都会阻拦，而且两天后有一场大风暴。"

当焦虑程度高时，孤独症儿童通常很难把压力分解成可控的问题。从他们试图告诉我们有些事情不对劲的方式就可以看出这一点。他们会以一种非常极端和概括的方式来表达问题，贴上诸如"一切""每个人"和"总是"等标签。这使得听者很难理解他们的问题，也很难以一种有帮助的方式重新做出调整。听者可能会很快放弃试图厘清这种混乱的状况，甚至完全不去理睬。

不完整的语言表达

有时候，孤独症儿童（或者说大多数孩子）只会给我们部分语言线索来理解他们的焦虑。例如，他们可能会使用一些词语向我们暗示他们的痛苦，但是并没有以一种有助于我们帮助他们的方式来表达他们的焦虑。或者，他们可能会告诉我们他们很焦虑，但只描述了焦虑的部分内容。这有几种原因，例如，孩子可能没有足够的词汇来描述他们的焦虑或使他们焦虑的情况。即使孩子有足够的词汇，他们也可能缺乏表达自己观点的对话技巧，孩子可能会使用与他们的痛苦相关的单个字词，但不会把它们串成连贯的句子。对焦虑来源的困惑也可能导致孩子的语言表达不完整，因为如果孩子不能完全理解自己的焦虑，就不能充分描述是什么引发了他们的焦虑。还有，当孩子对焦虑的来源感到尴尬或不确定我们会如何回应时，他们也有可能只会告诉我们问题的一部分。

　　当孤独症儿童不能完全表达某些东西时，他们的言词可能充满了重复的、刻板的语言。在这种情况下，我们需要理解其"言外之意"才能把握问题的核心。与孩子的对话可能会是这样的：

> **治疗师 / 家长 / 老师**："你看起来有点不安。有什么烦心事吗？"
>
> **儿童**："学校不适合我。"
>
> **治疗师 / 家长 / 老师**："什么意思呀？在学校发生了什么事吗？"
>
> **儿童**："再见，学校。"
>
> **治疗师 / 家长 / 老师**："学校里发生了什么，让你要和学校说再见？"
>
> **儿童**："学校噪声。再见，学校。噪声学校。"
>
> **治疗师 / 家长 / 老师**："你是说学校太吵闹了吗？"
>
> **儿童**："再见，学校。消防演习过去了。没有噪声学校了。"
>
> **治疗师 / 家长 / 老师**："哦！是不是火灾警报的声音让你心烦？"
>
> **儿童**："是的，消防演习没有了。再见，噪声学校。"

　　当孩子这样说话时，听者必须把一些关键词的意思组合起来，才能得到完整的信息。当孩子只能说出部分语言线索时，我们通常需要非常耐心，多动脑筋才能找出问题出在哪里。有时候你可能需要与孩子多次交谈才能把发生的事情拼凑出来。

噢，噢，好哇！

我治疗过的孩子经常只给我一些零零碎碎的信息。我面临的挑战是，如何以一种有意义且有用的方式将这些信息拼凑在一起。其中有一个男孩着迷于游戏纸牌，纸牌上的数字代表着能够在"战斗"中使用的点数。很多孩子都喜欢玩这种游戏，所以我在办公室里放了一些这样的纸牌。这个孩子在训练一开始就急切地要求看纸牌。当我第一次给他看我认为很"酷"的纸牌时，他却发出了游戏节目中有人玩输了时发出的"Womp, womp, womp"的声音。显然，他并不认为这些纸牌"很酷"。我把自己孩子藏在家里的纸牌翻了出来，把它们带到了下一节课上。当我给那个孩子看这些纸牌时，他说："噢，噢！"一开始，我很困惑，不太确定这是什么意思，但他似乎专注于纸牌上的点数。所以，我又在家里翻找我孩子的纸牌，发现了一张点数更高的纸牌。这一次，他看了看纸牌，说："噢，噢，好哇！"现在我懂了！我又找到了一张点数很高的纸牌（在我自己孩子的帮助下）。在我下次给他看之前，我知道他会说什么——果然，他是那么说的："噢，噢，好哇！"这个例子表明，尽管有时我们只能得到少量零碎的信息，甚至一开始并不理解，但通过坚持不懈和有根据的猜测，我们经常可以弄懂别人试图告诉我们的核心内容。

焦虑的行为表征

当孩子们无法用语言表达时，他们通常会通过行为来表达。因为孤独症儿童在交流方面有困难，他们可能会用行为来表达各种事情。例如，行为的改变可能意味着孤独症儿童饿了，累了，生病了，想要什么东西，想去某个地方，或者想离开某个地方，等等。这使得人们很难把行为和焦虑联系起来。然而，随着时间的推移，孩子可能会发展出某些模式，借此有助于我们识别某些行为是焦虑加剧的迹象。尽管任何行为都可能是焦虑的表征，但当孤独症儿童出现以下（但不限于）这些行为时，他们很可能是感到焦虑了：

- 咬指甲

- 拽头发

- 自残行为（如咬自己或撞头）

- 强迫行为（把玩具排成一排，拉衣服上的绳子，反复洗手）

- 抽搐增加（可能包括动作型抽搐，如头部抽搐；或声音型抽搐，如清嗓子）

- 刻板的 / 重复的动作增加（持续地摇摆，重复的手指运动）

- 社交退缩（比平时更少地和别人玩，比平时更想独处）

值得注意的是，即使是语言能力很强的孩子也可能会通过非语言行为表达焦虑。某些语言行为（除了直接表达痛苦之外）也能表达焦虑。一些可能表达焦虑的语言行为包括：

- 问的问题比平时多

- 语速比平时快

- 用比平时更大的音量说话

- 更关注自己感兴趣的对象（火车、内战、泰坦尼克号、火山等）

不断升级的焦虑 – 行为循环

有时孩子的情绪和行为会迅速恶化。在几分钟（甚至几秒钟）之内，一个孩子可以从相对平静变得极度不安和 / 或具有破坏性。这种行为模式有时被描述为"崩溃"。 然而，我们一定要知道，这种行为是无意的，而且我们作为支持人员经常会起到推波助澜的作用。虽然这种行为通常涉及多种情绪（如沮丧、愤怒和无助），但其核心往往是焦虑。我们在孩子出现这种行为反应时必须考虑到此时孩子是否焦虑，否则情况会迅速恶化。遗憾的是，我们用口头训斥和关于后果的警告来控制孩子本能的行为往往会让事情变得更糟。事件的一连串发展通常是这样的：

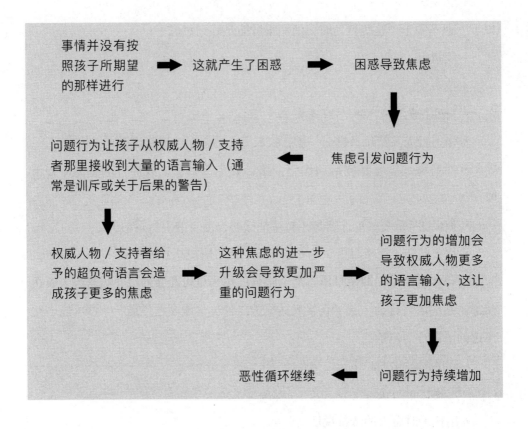

上述的焦虑循环通常源于孩子对事情没有按照计划进行而产生的困惑，这些事情包括：

- 意料之外的日程变化

- 未满足的期望（"我以为我们要去吃冰淇淋！"）

- 突然的转换（"你不能再玩电子游戏了，必须马上停下来！"）

- 丢失东西（尤其是孩子很喜欢的东西）

- 有人"打破常规"

了解焦虑可能会引发问题行为，将问题行为视为焦虑的一个表征（而不是将其视为有计划或故意为之的行为），这有助于我们制订策略，打破困惑、焦虑和问题行为之间的循环。通过解决焦虑，父母、老师和其他支持人员可以找到问题行为出现的核心原因，同时避免让情况变得更糟。

由焦虑驱动的行为 vs 发脾气

并非所有的问题行为都是因为焦虑。有时，孩子会为了获得他们想要的东西而变得具有挑战性。这方面有一个典型的例子，孩子会因为不能吃糖果而在收银台前又踢又叫。这时孩子并不焦虑，而是在发脾气。孩子发脾气是故意的，也更容易自行控制。虽然孩子可能会感到沮丧，但并不困惑和痛苦，而这两者是由焦虑驱动的行为所具备的关键元素。因此，对待由于不同原因发脾气的孩子，我们的方式也会有所不同。不要奖励孩子的问题行为，而是向孩子明确地指出我们的期望。如果孩子的问题行为是由焦虑驱动的，我们应该更多地去想办法让孩子安静下来，而不是关注行为的后果（至少在孩子处于痛苦之中时）。

焦虑的身体表征

心灵和身体在很多方面是相连的。当心中对某件事感到焦虑时，身体就会做出反应。身体对焦虑的反应可能是"战斗"或"逃跑"。每当我们遇到让我们恐惧或焦虑的事情时，这些反应就会发生。事情可以是真实的、直接的（如一只正在靠近的灰熊），也可以是想象和预期中的（如担心考试结果）。身体的反应是让我们做好行动准备的一种方式。这种行动可能是反击，也可能是尽快逃离。

对恐惧的特定反应模式可能因人而异。然而，焦虑有一些常见的身体表征，例如：

- 颤抖（经常是手发抖）
- 出汗（可以在皮肤上看到或感觉到）
- 肌肉紧张（看起来僵硬紧绷）
- 躁动不安
- 恶心（可能会伴有胃痛）
- 面部或颈部发红
- 一动不动，好像被冻住了

- 眼睛睁得大大的，瞳孔放大

- 头晕

- 心跳加速（如果父母抱着孩子，通常能感觉到）

儿童在焦虑时可能会出现这些或其他症状。从以上可以看出，有些症状是可以观察到的，如颤抖、出汗，还有一些孩子可能会告诉你，如"我肚子疼"。记住，并不是每个孩子对焦虑的反应都是一样的。同样重要的是，如果你对孩子的身体健康有任何担忧，一定要告诉儿科医生所有的身体症状，即使你有理由相信这是由于焦虑。

处于长期压力下的身体症状

每天都高度焦虑的孩子（就像许多孤独症儿童一样）承受着相当大的压力。随着时间的推移，压力会对身体造成伤害。少量可控的压力可以帮助身心应对挑战。然而，在高度压力之下（尤其是那些不可预测的压力），身体会慢慢开始损耗。身体损耗的方式因人而异，但以下是一些处于长期压力下身体会出现的常见症状：

- 紧张性头痛

- 偏头痛

- 恶心、胃部不适

- 腹泻

- 背痛和颈痛

- 疲劳 / 无精打采

- 血压升高

- 经常感冒，身体出现炎症

- 便秘

- 磨牙

- 耳鸣

需要注意的是，压力和许多身体症状之间存在联系。然而，这并不意味着压力一定是产生身体症状的唯一原因。在许多情况下，压力是可能导致出现身体症状的一系列因素之一。例如，头痛可以由许多因素引发，包括（但不限于）脱水、缺乏睡眠、噪声、天气、强烈的气味、劳累和压力。有时其中的一个因素就可能会引发头痛，但通常是综合因素。压力可能是其中的一个因素。有时，压力可能会使身体更容易出现某种症状，但可能其他因素对这种症状的产生才是必要的，例如，处于压力下人体的免疫系统可能会变弱，但有病毒接触才是患上感冒或流感的必要条件。无论如何，重要的是要避免将身体症状出现的原因视为"只是有压力"，如有健康问题，应寻求适当的医疗建议，因为压力可能只是临床症状出现的一部分原因，或者根本不是绝对因素。

情绪症状和焦虑

焦虑可能是孩子们难以控制的情绪，因为它是一个抽象的概念。孩子们更容易理解对某个特定东西的害怕情绪，因为它是具体的。然而，焦虑的感觉往往是忧虑和不适的混合体。孩子们可能不会用"焦虑""担心"或"忧虑"等词汇来描述。相反，他们对情绪的认识可能更加宽泛，如"我不高兴""我感觉不好"或"我不喜欢这样"。孩子如何思考和体验一种情绪会影响他们表达那种情绪的方式。在儿童和青少年中，焦虑通常表现为易怒、愤怒或情绪化。孩子可能会变得好争论或不高兴，而不是看起来很焦虑。下面是需要注意的一些行为：

- 变得爱发牢骚（对鸡毛蒜皮的小事情也会抱怨）
- 经常说"不"
- 变得很不耐烦
- 面带怒色
- 不愿意遵守行为准则

儿童（和成年人）的焦虑症状可能与包括抑郁症在内的其他情绪问题的症状重叠。还有其他障碍（如对立违抗障碍或破坏性情绪失调障碍）也会有情绪化和易怒的表现。有时很难区分这些障碍，一个孩子可能同时有不止一种障碍（见下文"会是抑郁症吗？"）。然而，如果孩子表现出痛苦的迹象，无论原因为何，都需要引起关注。

会是抑郁症吗？

在儿童身上，压力、焦虑和抑郁往往有一些相同的征兆和症状。在成年人中，人们倾向于认为抑郁的症状包括悲伤、绝望、无精打采、消极避世和死气沉沉。儿童也会表现出这些抑郁症状。然而，对于儿童来说，抑郁情绪也可能会表现为易怒和愤怒。压力会使儿童和青少年（包括孤独症儿童和青少年）易怒，而焦虑会导致愤怒的爆发。试图找出引起这些症状的原因，并不容易。抑郁的其他一些症状（如睡眠障碍和食欲变化）也会在焦虑和长期压力之下出现。更复杂的是，焦虑和抑郁可能会同时发生。因此，孩子可能会既焦虑又抑郁。如果担心孩子得了焦虑症或抑郁症，应该与专业人士讨论，以便做出准确的评估，并据此制订治疗方案。

教孩子如何表达焦虑

如果孩子可以直接向他人表达焦虑（无论是用语言还是用非语言），这将省去我们的猜测过程。反之，我们将花些工夫来判断他是否焦虑。针对这样的情况，我们可以采用一些策略。选择何种策略部分取决于孩子目前的语言水平和沟通技能。

对于语言能力强的孩子，可以选择如下这些策略：

• 努力让孩子掌握与情绪相关的词汇，并进一步扩充。你可以从基本的情感词汇开始教，如"快乐""悲伤""愤怒"和"害怕"，当孩子掌握这些之后，可以试着继续扩充。如果孩子能够说出更具体的情感词汇，你就可以获得更确切的信息。例如，如果一个孩子说"我受不了了"，听者可能不明白出了什么问题，但如果这个孩子说"我很沮丧"，那么这可能意味着他 / 她在完成某项任务时遇到了困难。可以用具体的例子来描述新的情感词汇的意义。利用一些视觉效果来帮助解释通常很有效，如图画、表情符号、视频、情感表现。

• 让孩子知道，在焦虑时完全可以告诉他人。让孩子明白，遇到问题时告诉他人是解决问题的第一步。重要的是让孩子知道，他不会因为告诉别人他对某事感到焦虑而陷入麻烦。

• 帮助孩子学会以一种可控的方式来思考他的焦虑。通过将宽泛的、模糊的恐惧感（如"我应付不了学校生活"）分解成有针对性的、具体的担忧（如"我需要有人辅导我做数学作业"），这通常会很有帮助。一旦孩子认为自己的担忧是可以解决的，他就可以确定这些忧虑之事的优先解决顺序，并开始行动。这个过程可以帮助孩子以一种不那么充满畏惧的心态来谈论自己的感受。

• 谈论自己的焦虑和担忧，给孩子做一个积极的榜样。这并不意味着你必须向你的孩子或学生坦白一切。只是告诉孩子，当出现令人担忧的问题时，表达担忧是可以的。把想法说出来，向孩子展示你的思维过程。例如，如果在去看医生的路上遇到交通堵塞，父母可以这样说："好吧，我们被困住了，我有点担心会迟到。等等，我停车给医院打个电话解释一下。他们会理解的，我也不用太担心了。"

• 当你的孩子表达情感时，表扬并鼓励他。让他知道这样做是一件好事，并指出这有助于你更好地帮助他。例如，如果你的孩子告诉你他很担心，因为他听说今晚会有暴风雨，你可以这样说："谢谢你告诉我。我知道暴风雨有时会让你害怕。让我们想想，如果暴风雨真的来了，我们能做些什么，让你今晚会过得更舒服些。"

• 通过心理治疗和咨询，孩子们可以更自在地表达他们的情绪，以及更好地理解、谈论和处理他们的焦虑。你可以和心理专家谈论任何关于咨询或心理治疗的问题。

对于语言能力不强的孩子，可以选择如下这些策略：

• 有语言障碍的孤独症儿童可能学会了其他的沟通方式，例如，可以使用图片沟通这样技术含量不高的方法，或者是"电子触碰式语音生成器"这样的高科技方法。无论使用什么方法，重要的是能够呈现出表达情感的词语。低年龄段的孩子可以从基本的情感词汇开始，如"快乐""悲伤""愤怒"和"害怕"。当孩子开始理解诸如"恐惧""焦虑""压力""紧张"和"担心"等更复杂的情感时，就应该增加相应的词汇和短语。

• 当孩子感到焦虑时，最好能说出某个关键词或短语。这个关键词或短语应该事先商定，并让孩子在使用前进行练习。看护孩子的人都应该知道这个关键词或短语是什么。当孩子说出这个关键词或短语时，看护人就可以提供支持和帮助，找出孩子焦虑的原因。

• 采用具体的方法来缓解孤独症孩子的焦虑。例如，当孩子感到非常紧张或沮丧时，让他 / 她去一个安全且安静的地方可能有帮助。可以是离开房间，也可以是走到房间内的一个指定区域。对有些孩子来说，在焦虑时，熟悉的玩具或其他物品也可以给其带来安慰。有些孩子可能喜欢戴上耳机，听一些舒缓的音乐。每当孩子使用这些具体的方法来缓解焦虑时，其他人可以将其作为一个线索，找出是什么东西让他们痛苦。

无论使用什么策略，都要确保你的目标和方法与为孩子制订的言语语言干预计划是一致的。可以向孩子的言语语言治疗师咨询以获得指导。此外，还要知道，即使是语言能力很好的孩子也会在沮丧或焦虑时变得不知所措。每一个孤独症孩子都应该掌握一些快速而简单的方法，让我们知道他们的焦虑或痛苦。选择一到两种方法来教授、排练。随着不断地练习，孩子们会自然地开始使用这些方法。

第三章

确定五个主要"嫌疑犯"

在发现焦虑会给孤独症孩子带来问题之后，就该决定如何应对了。然而，在匆忙制订策略之前，还有非常重要的一步：你得找出孩子焦虑的原因。

"为什么要在采取行动之前找到焦虑的原因？"

了解导致焦虑的原因会让你找到最好的解决方案。焦虑的症状可以由许多不同的原因引发。这就像是一辆发出奇怪声音的汽车，在到维修站更换零配件之前，你需要找出是什么在发出声音，也许是变速器，也许是刹车系统，也许是排气系统。问题的起因会引导你找到解决办法。如果只是通过盲目地更换汽车零部件来消除声音，那将是一种巨大的时间（和金钱）浪费。焦虑也是如此。焦虑的症状是告诉你有些事情不对劲的"声音"。在你试图解决焦虑之前，你需要找出究竟是什么不对劲。下面我们看两个例子：

埃德在课堂上表现出焦虑的迹象。有时他前后摇晃，无法集中注意力。经过观察发现，每当一年级的同学们站在外面等着休息时，埃德就会有这种表现。埃德的座位靠近门口，可能是低年级学生的声音让他敏感的听觉无法忍受。据此把埃德的座位换至远离门口的地方。使用这一策略之后，你会发现他的焦虑症状减少了，不再成为问题。

萨曼莎在课堂上也表现出焦虑的迹象。事实上，她的症状和埃德几乎一样，来回摇晃，有时无法集中注意力。萨曼莎的听觉并不像埃德那么灵敏，她坐在离走廊很远的地方。观察发现，萨曼莎似乎每次在要完成写作作业时都变得很焦虑。是写作作业引发的挫败感（这是孤独症儿童经常遇到的问题）导致了焦虑。因此，解决方案可能是在萨曼莎做写作作业时给予额外的支持，让她使用文字处理器，或者调整作业内容。借此策略萨曼莎的焦虑症状减轻了。

埃德和萨曼莎都表现出焦虑的迹象。事实上，两人的症状是一样的。然而，通过一番探究，就会发现埃德焦虑的原因与萨曼莎的有很大不同。明白这一点很重要，对埃德有用的方法对萨曼莎未必有用。给萨曼莎挪一下座位并不能解决她写作上的难题，给埃德提供额外的写作支持并不能解决他的感觉敏感问题。对不同的孩子需要采取不同的方法，因为导致焦虑的因素大相径庭。

"该从哪里着手？"

一开始，弄清楚焦虑的原因似乎很难。因为在不同的时间和地点可能会出现不同的症状。幸运的是，有些导致孤独症孩子焦虑的因素会反复出现。我喜欢把这些因素视为主要"嫌疑犯"，它们总共有5个。当孤独症孩子表现出焦虑的迹象时，通常情况下，至少有一个以某种方式参与其中。就像破案一样，有了主要嫌疑犯，搜捕范围就能缩小了。

接下来的章节详细介绍了每个"嫌疑犯"以及有针对性的解决策略。在进行调查的时候，你需要知道所有的嫌疑犯都是谁。所以，让我们先把这五名"嫌疑犯"排成一列，它们是：

一号"嫌疑犯"：刻板

孤独症儿童会有许多过于刻板的表现。当事情没有按照它们应该或所期望的方式发展时，孤独症儿童就会变得十分焦虑。有时，这种焦虑会导致一些严重的问题行为（可怕的"崩溃"）。具体的刻板表现为：对意想不到的变化反应激烈；难以转换（从一个活动到另一个活动）；兴趣局限且其强度与焦点异于常人；重复的动作；对常规的过度坚持。

二号"嫌疑犯"：感觉敏感

许多孤独症儿童在调节感觉输入方面存在问题。有些感觉无法被大脑有效地过滤或处理。正因为如此，对于大多数孩子不会产生困扰的感觉，孤独症儿童可能会难以忍受，甚至会感到很痛苦。感觉敏感的儿童无法控制自己对感觉的处理方式。在长大成人的过程中，他们可能慢慢学会如何消解他们的感觉敏感。然而，在此之前，特定的景象、声音、气味、味道和触觉都可能会给他们带来很多痛苦和焦虑。一般来说，在有很多刺激的场合，如聚会、公众活动和电影院等，孤独症儿童也会感到焦虑。

三号"嫌疑犯"：社交困难

孤独症儿童在社交方面有障碍。他们很难理解社交规则。他们可能知道他们所做的事情违背了社交规范，但他们无法完全确定究竟是什么。知道事情哪里不对头，却不能完全理解其中的原因，这种情况令他们非常沮丧和焦虑。此外，其他孩子可能对孤独症儿童有时会犯的社交错误做出不好的反应，这也会导致他们焦虑。

四号"嫌疑犯"：沟通障碍

许多孤独症孩子在说话和语言方面有困难。沟通上的问题会让人感到沮丧和焦虑。有语言障碍的孩子必须不断努力，才能让别人知道他们的基本需求是什么，这可能会带来压力。即使是拥有核心语言技能的儿童，在理解更微妙或更复杂的语言形式（如隐喻、明喻和夸张）方面依然会遇到困难，而这也会导致沮丧和焦虑。语言障碍也会让孩子在感到痛苦时难以表达，而这种表达焦虑的能力缺失可能会让情况变得更糟。

五号"嫌疑犯"：任务受挫（task frustration）

即便孤独症儿童在某方面拥有出色的技能，但他们往往缺少一些关键能力。这些关键能力包括精细运动技能（如系鞋带、写字）、粗大运动技能（如走路、蹦跳）、注意力、组织想法的能力、阅读理解能力和抽象思维能力（特别是有关社交概念的思考）。这些能力的薄弱通常会引发焦虑，进而导致逃避或问题行为的出现。

"怎么才能知道谁是罪魁祸首？"

像任何优秀的侦探一样，要确定哪个嫌疑人是凶犯，你需要问问题。对这些问题的回答将有助于挖掘出焦虑的根源。焦虑的发生是有原因的，你的任务就是找出是哪个或哪些原因。对以下五个问题的回答可以帮助你完成这一任务。

我的孩子 / 学生在哪里表现出焦虑的迹象？

如果在某个或某种特定的场景中观察到孩子出现有焦虑的迹象，这是非常有用的信息。例如，如果高度焦虑只出现在嘈杂拥挤的地方（如学校集会或主题公园），那么感觉超负荷可能是主要原因。如果高度焦虑主要出现在孩子们互动的地方（如操场上或生日聚会上），那么社交问题可能是主要原因。在有些场景出现焦虑可能不止一个原因。例如，在学校食堂里观察到孩子有高度焦虑的迹象可能要归因于感觉调节问题、社交问题，或者两者兼而有之。在这些情况下，需要进一步的调查工作来确定每个原因的相对影响。

我的孩子 / 学生什么时候表现出焦虑的迹象？

症状出现的时间可以为理解孩子的焦虑提供有用的线索。例如，症状在一天中的哪个特定时间变得更加严重，了解这一点很有用。之后，就可以进行进一步的调查，以确定在这个特定的时间发生了什么使情况变得更糟的事情。例如，如果症状在早上加重，可能是因为刻板问题导致的转换困难。如果症状在晚上加重，可能是因为孩子被一天的感觉负荷压得喘不过气来。这里的时间也可以指一年中的特定时间。例如，如果孩子在每年9月都会变得焦虑，而在7月会平静得多，这可能意味着与学校有关的挫折感是主要原因。这里的时间也可以指活动中的特定时间。例如，如果孩子每次被要求做一项需要对话交流的活动时都会变得焦虑，那么言语语言问题可能是主要原因。症状出现的时间点并不能彻底解释孩子为什么焦虑，但是对于综合所有可用信息加以考虑会很有帮助。

当我的孩子 / 学生表现出焦虑的迹象时，谁在身边？

重要的是要注意，当孩子和某个特定的人或某些人群在一起时，焦虑是否会更严重。例如，当他的表弟来做客时，他的焦虑程度会更高吗？由其他老师代课时，症状会加重吗？在这里并不是要指责任何人，而是为了找出问题所在。在搞清楚"什么人"的问题之后，紧接着的重要问题是"为什么"。例如，为什么他表弟来的时候，他似乎变得更加焦虑。也许虽然这个表弟很友好，但有时也很吵闹，让孩子的感觉系统无法承受。像另外那个例子，也许问题并不在于代课老师本人，而是因为意想不到的变化加剧了孩子的焦虑。将"为什么"的问题和"什么人"的问题结合起来考虑，有助于找出焦虑的原因。

当我的孩子 / 学生看起来焦虑时，对他 / 她的要求是什么？

焦虑和沮丧往往相伴而生。当一个孩子感到焦虑时，这通常意味有一些任务让孩子感到难以应付。下表展示了孤独症儿童经常被要求的一些例子，以及这些要求所对应的主要"嫌疑犯"（焦虑的原因）。

要求	焦虑的原因
不得不适应未预期的变化	刻板
不得不坐在那里忍受一个吵闹的事件	感觉敏感
不得不和陌生的同龄人互动	社交困难
不得不参加小组讨论	沟通障碍
不得不写一篇文章表达自己的观点	任务受挫

以上只是要求和主要"嫌疑犯"之间关系的几个例子。有时，多种要求激活的只是一个主要"嫌疑犯"，从而导致焦虑。此外还要记住，一种要求往往会激活不止一个主要"嫌疑犯"。例如，一个必须参加团体运动的孩子可能要同时应对社交困难、任务受挫和感觉敏感。

在什么情况下我的孩子/学生最平静？

什么能帮助孩子保持平静，这个信息非常有用。有助于孩子保持平静的情况通常有一些可识别的特征。如果孩子感到痛苦，这通常意味着这其中的某一个或多个特征缺失了。例如：如果孩子在结构化的情况下通常很平静，那么他在非结构化的情况下可能会变得焦虑；如果孩子在安静的环境中很平静，那么在吵闹的环境中他可能会变得焦虑；如果孩子在只和一个或两个同伴玩耍的时候很平静，那么当他和一大群孩子一起玩耍时就可能会焦虑。同样地，找出让困难的情况变得更可控的方法也是有用的。例如：如果预先提醒有助于孩子的转换，那么当这个孩子被临时要求做某事时，他可能会变得非常焦虑；如果视觉支持能帮助孩子理解一个概念，那么当这个孩子在没有视觉支持的情况下处理大量语言时，他就可能会变得非常焦虑。

缩小范围

缩小"嫌疑犯"名单范围的一种方法是一次考虑一个"嫌疑犯"。围绕每个"嫌疑犯"，你可以问很多问题，这些问题都列在下面。然而，要注意的是，起作用的往往不止一个"嫌疑犯"（有时可能五个都发挥了作用）。这些问题有助于确定哪些"嫌疑犯"是罪魁祸首，使家长、老师和治疗师可以有针对性地制订可能发挥最大效果的策略。

在考虑每一个"嫌疑犯"时，可以问的问题包括：

刻板

- 焦虑是因为生活常规发生变化吗？
- 当事情没有按照计划进行时，焦虑就会发生吗？
- 当孩子在没有事先通知的情况下被要求停止一项活动时，会焦虑吗？
- 当计划出现重大中断时，焦虑会发生吗？
- 当孩子认为规则被打破时，他 / 她的焦虑程度会更高吗？
- 当你试图把他 / 她从很感兴趣的事情中拉出来时，他 / 她会更焦虑吗？
- 孩子在应对变化方面有困难吗？

感觉敏感

- 在吵闹的地方孩子会焦虑吗？
- 有没有哪些特殊的噪声会让孩子更加焦虑？
- 是在光线较亮的地方还是在某些照明（如荧光灯）下焦虑程度更高？
- 在有强烈气味的地方（如食堂）孩子是否会焦虑？
- 当孩子周围有他 / 她认为恶心的食物时，会焦虑吗？
- 在人群拥挤的地方（如走廊、商场、操场）孩子的焦虑程度是否更高？
- 当必须穿某些衣服（如带标签的衣服，或者是肥大的衣服）时，他 / 她的焦虑程度会更高吗？

社交困难

- 在群体环境中孩子的焦虑程度更高吗？
- 是在社交活动前还是在社交活动中孩子的焦虑程度更高？
- 孩子会逃避社交场合吗？
- 孩子经常喜欢一个人玩吗？
- 当孩子遇到陌生人时，会特别焦虑吗？

沟通障碍

- 当孩子被要求处理大量语言（如听讲座）时，会更加焦虑吗？

- 在小组讨论时，孩子会更加焦虑吗？

- 当你试图与孩子交谈时，他／她的焦虑会加剧吗？

- 当孩子不能用语言表达自己的观点时，焦虑会加剧吗？

- 当孩子与可能听不懂他／她全部或部分讲话的人交流时，是否会更加焦虑？

任务受挫

- 孩子在学校的焦虑程度比在家里高吗？

- 孩子在做家庭作业时焦虑程度更高吗？

- 当孩子做精细运动任务（如用剪刀剪东西、系鞋带、写字）时，会更焦虑吗？

- 在做粗大运动时（如做运动、上体育课）孩子的焦虑程度更高吗？

- 孩子在完成写作和／或阅读理解的过程中是否非常沮丧和焦虑？

- 在进行某一特定任务时，孩子的焦虑程度更高吗？

一些要点

孤独症儿童的焦虑通常是由许多因素引起的，如果你发现几个主要因素导致了孩子的焦虑，不要感到惊讶。有时，可能所有这些因素都发挥了一些作用。然而，通常会有一两个因素尤其突出，成为主要原因。当你有几个"嫌疑犯"时，找出那些作用最大的，以便合理安排你的干预措施。让我们以一个在午餐时变得焦虑的孩子为例。可能所有的因素都发挥了一定的作用：午餐需要一个转换，很多不可预测的事情会在这个时候发生（会激活一号"嫌疑犯"刻板）；午餐期间有一系列强烈的感觉输入，如声音、人群和气味（会激活二号"嫌疑犯"感觉敏感）；午餐时人们进行社交活动（会激活三号"嫌疑犯"社交困难）；午餐时通常需要处理语言（四号"嫌疑犯"沟通障碍）；午餐时需要肢体动作技能，如端盘子或倒饮料（五号"嫌疑犯"任务受挫）。然而，就这个孩子而言，在其他情况下也存在感觉问题。这就会让你想到，感觉因素在午餐时也产生重要的影响。在观察之后，你发现他在午餐时的社交活动还不错，但他无法忍受餐厅里的气味、噪声和人群拥挤。由此得出结论，二号"嫌疑犯"感觉敏感是最主要的因素，也是你最应该着手进行干预的。如果在解决了感觉问题之后，你发现孩子的焦虑依然存在，那就更仔细地考察其他因素。

给普通儿童造成压力的因素同样也会给孤独症儿童造成压力。学业压力、父母之间的关系紧张、家庭经济困难、最好的朋友搬走等状况都会给孩子带来焦虑，孤独症儿童也不例外。虽然对于引发孤独症儿童的焦虑来说，这五个主要"嫌疑犯"有着重要影响，但结合他们生活中发生的其他事件来思考他们为什么焦虑也很重要。

你最好在不同的环境里观察孩子。这些不同环境的相异或相似之处可以将你引向主要的"嫌疑犯"。例如，在家里和学校，在孩子和大人身上，在吵闹和安静的地方，症状会有所不同吗？为了获得这些信息，你通常需要许多"证人"或"线人"。老师、教练、助教、邻居、保姆等都能提供关于孩子在不同环境中的状态。当然，别忘了你的"主要证人"是孩子自己。孩子可以通过语言或其他方式来表达他／她在不同情况下的感受。

下一步

接下来的五个章节将详细介绍每一个主要"嫌疑犯"。这些章节包括建议的策略和支持，以帮助减少与每个因素相关的焦虑。你可以专注于那些围绕引起最多问题的因素而展开讨论的章节，但建议你读完所有的五章。很可能所有这些因素都对你的孩子、学生或个案或多或少有一些影响。某些因素目前可能还不起主导作用，但在将来的某个时候它们可能会成为问题。因此，熟悉这五个因素的解决策略和相应支持是很有好处的。

第四章

一号"嫌疑犯"：刻板

与刻板有关的问题可以用多种不同的方式来表达。例如，可以考虑一下以下情况，以及你的孩子或学生可能会如何回应：

• 你本来计划当晚去本地的比萨店吃比萨，就像你每周五晚上做的那样，但是因为餐厅正在装修，你不得不改变你的晚餐计划。

• 你的学生突然被拉出去参加测试了。

• 你已经为孩子预约了医生，被安排在一个月之后。医生办公室的人打电话来，说有一个预约取消了，当天就可以带他来。

• 你的学生在课间和其他孩子玩游戏，但他们拒绝按照"他的规则"来玩。

• 你的学生在课堂讨论中谈论世界最长河流的长度（她特别感兴趣的话题），但这与本节课的讨论内容无关，你必须引导她改变话题。

对大多数孩子来说，上述情况可能会引起一些烦恼，但他们通常能够灵活地调整和适应，几分钟之内，就能恢复正常。然而，孤独症儿童通常以一种非常刻板的方式看待这个世界。正因为如此，当事情不按他们期望的方式发展时，他们会难以应对，往往无法"恢复正常"。刻板引起的焦虑有时会变得非常严重，通常会导致问题行为（包括可怕的"崩溃"）。

为什么孤独症儿童会如此刻板？

有一组研究表明，孤独症人士处理信息的方式不同于普通人。一个关键的区别是，孤独症人士通常以高度注重细节的方式处理信息，而不是以整体的方式。这些研究大部分源自中央统合理论（central coherence theory），乌塔·弗里思（Uta Frith）是该理论的早期倡导者之一。中央统合功能是指大脑将单个信息（细节）结合在一起，并赋予其整体意义和情境意义。研究表明，孤独症人士善于处理和记忆细节，但不善于从整体上来把握事物。换句话说，他们精于看到"树"，却看不到树木所在的"森林"。[①]

那么，中央统合理论与孤独症儿童的焦虑之间有什么关系呢？有一个这样的例子：一位教师决定换一下布告栏上的装饰，这些装饰从新学年开始就一直挂在那里。

对于普通学生，这一变化可能会被注意到，但在他们看来，仍然还是同一个教室，同学们习以为常的每一个规则、惯例和要求都没有变化。然而，对于孤独症学生，这个细节上的改变意味着所有一切都改变了，他好像是在一个全新的教室里。布告栏发生了变化，而就因为这一小事改变了，所有的一切都不同了。这可能会产生一种令人非常不安的感觉，尤其是对于那些并不期待这种变化的人。现在他的大脑必须处理这种改变，熟悉这种改变，然后才会有安全感。在此之前，他可能会感到很焦虑，甚至有时会因此沮丧，进而出现问题行为。这一连串的事件是这样展开的：

意料之外的变化　➡　困惑　➡　焦虑　➡　沮丧　➡　问题行为

对于普通孩子来说，即使局部发生了变化，他们仍然会因为整体环境并没有发生大的改变而保有安全感。所以，即使教室看起来有点不同，他们仍然认为这是"他们的教室"。而对于孤独症儿童，如果局部发生了变化，这间教室就不再是"我的教室"，而是一个必须重新去适应的新环境。

[①] 关于这一研究的详细介绍，见 Autism as Context Blindness by Peter Vermeulen，AAPC Publishing，2012。

对于孤独症儿童，不仅仅是意想不到的变化，转换（从一种情况到另一种情况）也会给他们带来很大的挑战。在转换期间，他们必须进行大量的调整，处理每一个细节变化。

专注细节的思维方式就解释了为什么孤独症儿童会寻求同一性和重复。让事物保持原样，有助于防止出现混乱和焦虑。这种倾向可以通过多种方式表现出来，包括固定的、强烈／局限的兴趣和重复的动作。对同一性的需求可能也解释了为什么孤独症儿童对世界的认识会如此刻板。同一性意味着规则就是规则。在规则不那么明确的情况下，这种思维可能会导致孤独症儿童缺乏灵活性。

本章针对孤独症儿童的刻板思维给出了一些应对策略。我们将着眼于以下五个方面：

1. 应对变化时的困难
2. 应对转换时的困难
3. 对世界的刻板看法
4. 固定不变的行为模式
5. 局限而强烈的兴趣

应对变化时的困难

问题

孤独症儿童通常难以应对意料之外的变化。这些孩子难以适应的变化也很难预测。有时，他们似乎能够很好地应对一个非常大的变化（如搬到另一个城市），但是，当面对大多数人认为相对较小的变化（如选择一条略微不同的上学路线）时，却会崩溃。这种不可预测性会让家长、老师和其他人很难提前让孩子为改变做好准备。此外，他们对变化的负面反应可能是迅速的、意想不到的、相当严重的，甚至可能会出现问题行为，这不仅很难处理，而且还会影响孩子在朋友和同学心目中的形象。

附加说明

在讨论如何应对与变化相关的焦虑之前，有两点需要牢记：

1. 我们永远不能完全防止意外变化的出现。生活是如此不可预测和复杂，不可能所有的事物都如期望的那样。

2. 我们也不希望完全消除孩子生活中的变化。生活中意想不到的事情经常给我们带来挑战、让我们感到新奇，以及感受世界的多样性，而这些都会促进成长和学习。因此，我们的目标不是消除变化，而是让孩子学会能够以从中受益的方式来应对变化。

对策和措施

• **尽量避免在短时间内发生太多的变化**。有一些变化是我们无法预防的，正如上面提到的，我们也不希望消除所有的变化。但是，最好避免在同一时间段发生太多的变化。如果孩子或学生的生活中发生了一些重大的变化，那么这时最好能够推迟那些你确实可以控制的变化。例如，如果学校刚换了一个新的助教，那么最好能够将一项新的感觉训练延迟，等孩子适应了新的助教之后再开始训练。

• **让孩子为即将发生的变化做好准备，可能的话，让他对事情将如何变化有所了解**。当你知道一些事情将要发生变化时，通常最好是让孩子提前为此做好准备。例如，从一所学校转学到另一所学校这样的大变化，最好能够让孩子事先参观一下新学校。还可以让孩子买一些与转学有关的东西，如一个新书包或学习用品。对于一些小的改变，如重新粉刷孩子的卧室，你们可以一起讨论，鼓励孩子帮助你挑选颜色或力所能及地自己动手粉刷。通过让孩子参与，孩子能获得一些控制感，从而减轻焦虑。

• **在你的日常计划中纳入一些孩子意料之外的可控制的变化，鼓励孩子把这些变化当作"惊喜"来接受**。虽然按部就班和一致性很重要，但你不会想让孩子的生活过得像在军营里一样。或大或小的变化应该是日常生活的一部分。可以在不让孩子感到压力的情况下稍微把事情打乱一下。例如，假设你们全家每周都固定一个晚上在家玩桌面游戏，就可以偶尔改变一下时间。这样，一旦因为某些原因不能在那个晚上玩，孩子就不会那么苦恼了。你也可以在家庭游戏之夜做其他事情，如玩其他游戏或吃零食。在学校里，老师可以在学生的日常日程中安排一些"惊喜"。顾名思义，"惊喜"应该是能够让学生感到愉快的事情，这样他们就能在意料之外的事情上有积极的体验。

• **在你无法肯定变化必然会发生之前，不要提供有关改变的信息**。如果你对可能的改变不确定，那么最好等到你能够确定之后再说。对孩子来说，为改变做好了心理准备，却被告知改变根本不会发生，这可能会引起焦虑。这种策略的一个例外情况是，如果孩子可以接受最终没有发生变化，但是一旦有变化就要提前很长时间来准备适应，这种情况下，我们要告诉孩子事情可能会有所改变。

关于就医 / 看牙医

我听说父母们常用两种完全不同的策略来对待孩子的就医或看牙医。

1. 我们得提前很久告诉他，让他做好准备。

2. 我们要到最后一刻才能告诉他，否则他就会一心想着这件事，变得越来越紧张。

为了长远着想，我通常会建议父母采用第一种策略，提前告诉孩子。只要有可能，我们都想教我们的孩子如何应对即将到来的情况，而事先告诉他们是最好的方法。但是，如果他们太过焦虑，即便早做准备他们都无法应对，那么就需要采取其他策略。这时候着重考虑如何让就医变得对孩子来说不那么可怕。一些医生和牙科诊所非常愿意满足你的要求。约一个可能不需要等待的就诊时间，让孩子抱一个让他／她可以安心的东西，找一个可以让孩子尽可能放松的医务人员，所有这些都有助于让就医的过程变成积极而不是消极的体验。如果做到了这些，就更容易让孩子为以后的就医做好准备。

• **当孩子应对变化很好时，给予适当的表扬**。让孩子们知道他们所做的事情是正确的，这一点很重要。表扬不只是为了让孩子遵守规则，当孩子能够良好地应对压力或焦虑时，表扬也能帮助他们感觉良好。当你看到你的孩子或学生能很好地处理变化时，要让他们知道，指出他们用来应对这种情况的技能，并强调使用这些技能的好处。表扬不必大张旗鼓，也不必过于复杂。温和但真诚的赞美往往效果最好。例如，如果你看到，学生在被告知由于天气原因改为在室内课间休息时先是变得很紧张，然后做了个深呼吸，你就可以说："嘿，你真棒，彼得！我知道你喜欢在外面活动，但你深呼吸了一下，让自己接受了这件事。尽管你感到失望，但因为你平静了下来，你就能找些你喜欢在室内做的事情来做。"

应对转换时的困难

问题

转换包括从一种环境、活动或地点转换到另一种环境、活动或地点。日常生活中充满了转换。在平时的上学日，孩子必须不停地转换，从起床到穿衣服，再到出门，接着乘公交车，进入学校，从一门课到另一门课，等等。在每个较大的转换中都有一些较小的转换（例如，在穿衣服时，孩子必须先穿裤子，然后是衬衫，之后是袜子，最后是鞋子，等等）。转换不仅对孤独症儿童来说很困难，对家长和老师来说也是种压力。当孩子难于转换、做事情磨磨蹭蹭时，要说服他们是相当具有挑战性的。而有时还会引起纷争，往往使情况更糟。

对策和措施

• **在转换之前给予提醒或"警告"**。在转换之前给予提醒可以帮助孩子做好准备。将这些提醒视为"警告"是可以的，但必须以冷静、实事求是的方式给出。如果言语间夹杂太多的情绪，实际上会让孩子更难做出转换。提前多长时间以及多久提醒或警告一次取决于孩子和当时的情况。当要求孩子从他们喜欢的活动转移到不太喜欢的活动时，通常需要更多的督促。

• **使用视觉工具和其他策略来帮助孩子理解时间。** 在给予这些孩子提醒或警告时要解决的一个问题是帮助孩子理解时间的概念。由于时间概念的抽象性，一些孤独症儿童很难理解。为此你可能需要用浅显易懂的方式来讲解时间。有很多种方法可以直观地表示时间，例如，煮蛋计时器这样的小工具，还有可以倒计时读音的时钟以及在电子设备上使用的应用程序。你还可以利用自然发生的事件化解时间概念的抽象性。孩子通常更容易接受的是以某个特定事件的结束开启的转换，而不是以某个任意的时间点开启的转换。例如，假设孩子在外面打篮球，你需要他尽快回来准备去参加某个活动。你最好不要说："你要在 15 分钟内进屋，以便我们做好准备出发。"而是可以这样说："打完这一场进来，以便我们做好准备出发。"

我该如何让他关掉电子游戏机？

对于大多数孩子，最困难的事莫过于关掉正在玩的电子游戏机。为此孩子和父母之间经常争吵。电子游戏（包括手机和移动设备上的应用程序）对孩子们非常有吸引力，它们充满了视觉上的刺激，游戏过程中的成就感会让玩家非常上瘾。可不可以玩电子游戏，以及可以玩多久，由父母和看护人决定。无论怎么决定，重要的是要制定明确的规则。父母和看护人在执行规则时需要保持一致。在孩子开始玩游戏之前，应该重申一下规则，包括在什么时候停下来。例如，你们可以商定，在玩到某个级别或取得某种成就后停下来。这通常比设定一个具体的结束时间效果更好。例如，假设你告诉孩子他必须在 8 点结束游戏，然而 8 点的时候，他即将晋级，如果此时让他关机很可能会引发一场灾难。但是如果你同意当他达到一定的级别时就结束，那么当他达到那个级别时，停下来可能会更容易。当然，也有可能达到这一级别所需的时间比预期的要长。这就是为什么要多少了解孩子正在玩的游戏。知道了大概需要多长时间，你们就可以一起设定现实的目标。而且，孩子通常会非常乐意向你解释。

• **利用结构化安排使事件转换变得更加可预测**。如果孩子知道后面会发生什么，转换通常会更加顺利。因为如果接下来的安排是可预测的，那么大脑就会开始习惯性地思考每个安排将如何展开。对每天的日程有一个总体的结构化安排是很有好处的。例如，如果学生知道他们一天中最开始是阅读课，接着是数学课，然后是体育课，之后去吃午饭，再接着是计算机课，最后是去图书馆，这将帮助他们顺利地完成每节课之间的转换。当然，不是每一天的内容都完全一样。然而，如果有一个总体结构化安排，学生就可以更容易处理可能发生在该结构化安排内的变化。

在家里像这样的硬性规定执行起来可能有点困难，尤其是在周末和不上学的时候。通常没有必要（也不可取）让居家生活像在学校一样可预测和结构化。然而，即使只有一点的结构化安排也会有所帮助。在不上学的时候，至少安排一项固定活动。所以，如果孩子有一周不用去上学，最好每天安排一个活动。这个活动不必太耗精力，也不必太复杂，但至少要对孩子有吸引力。

• **让孩子所处的环境有条理**。结构化安排也意味着让孩子所处的物理环境井然有序。例如，可以在教室的不同空间布置不同的学习区域（如阅读角或科学实验室），这样有助于学生进入做这些任务时所需的思维模式。把所需的东西井井有条地放在容易拿到的地方，这样可以减少任务转换过程中所需的时间和精力。如果学生能很容易地找到她的书、文件夹和其他文具，就会更容易实现不同课程的转换。在家里，把物品整齐地整理好。相对于让孩子一边穿衣服，一边找衣服，如果在前一天晚上把衣服摆放整齐，孩子可以更快地穿好。只要有可能，只要孩子有能力，一定要鼓励孩子自己动手，因为这是一项重要的生活技能。

• **使用视觉支持引导孩子完成转换**。孤独症儿童往往是视觉学习者。通常情况下，如果有某种可用的视觉线索，他们可以更容易地处理信息。视觉支持可以包括绘图、照片、色码，甚至仅仅是指向什么东西。有一个视觉时间表可以帮助学生真正理解他们应该如何从一个活动转换到另一个活动。如果有必要，教师或支持人员可以在进行转换时指向下一个活动的视觉标志。有时，只要拿起一个物品就会有帮助，例如，在家里，举起孩子的夹克可能是一个暗示，意思是该穿衣服了。当口头指示似乎只会让孩子更心烦意乱或沮丧时，这种策略特别有用。建议向言语语言治疗师咨询，以确保你的视觉策略与整体治疗方案保持一致。

- **当转换处理得很好时，给予孩子适当的表扬**。前面我们已经讨论过，要在孩子能很好地应对变化时给予表扬。当孩子很好地处理了转换时，也要对其加以表扬。对于过去在这方面存在问题的孩子，这一点尤其重要。在给予表扬时（同样要温柔而真诚），也要指出妥善处理好转换的好处。例如，一个上体育课经常迟到的学生按时到达了体育馆，没有出现任何问题，老师可以表扬他说："我看到你今天铃声一响就出现在体育馆了。我猜你这次不用再急急忙忙地换运动服了。太棒了！"

- **有时候，你只需要等待**。有些孩子需要额外的时间来处理和执行指令。这可能有很多原因，例如，需要时间来理解语言，需要额外的时间来结束任务，需要时间来转移注意力。不管是什么原因，有时候就需要我们耐心等待。告诉孩子下一步要做什么（同时给予视觉提示），然后耐心等待。通常等 10 秒或 20 秒左右，也可能更长的时间，这取决于孩子和不同情况。你可能会发现，如果你只是平心静气地等待，而不是重复自己的话，孩子实际上能够更容易地完成转换。有时，当我们重复指令时，可能会压制孩子处理我们试图传达的信息的能力。这会让孩子产生挫败感和焦虑感，从而进一步延迟行动时间。当你确实需要重复指令时，可以在言辞之间稍作停顿，相对于中间没有停顿，可能会帮助孩子更快地理解你的意思。

对世界的刻板看法

问题

孤独症儿童倾向于以绝对化的方式看待世界，非黑即白，在焦虑时尤其如此。孤独症儿童可能持有的一些刻板看法包括：

- "在任何情况下都不能违反规则！"
- "其他孩子要么是我最好的朋友，要么是我的敌人。"
- "如果我考试没有得 A，那就是考砸了。"

大多数规则和情况都没有绝对的标准。如果一个孩子对世界的看法非常刻板，他在很多时候必然会失望、沮丧、生气和焦虑。此外，这种刻板看法不仅会给孩子带来痛苦，也会让其他孩子对他产生反感。孤独症儿童可能会觉得坚持自己刻板的世界观是他们的责任。在这样做的过程中，他们可能会告发其他孩子，或不断地指出别人做了"错误"的事情。大多数孩子不会忍受很长时间，所以孤独症儿童最终会因为他们刻板的看法而更加被孤立。

对策和措施

• **帮助你的孩子或学生打开视野**。对于孤独症儿童，思维刻板往往令他们难以看到全局。如上所述，孤独症儿童倾向于通过一个个细节看世界。在压力之下，他们可能会被某个特定的细节所束缚，视野狭窄，看不到其他任何事实。如果他们一次考试考得不好，他们可能会想，"完了，我这门课要挂了"。他们过于专注于这次考试的结果，而看不到其他的重要因素，比如到目前为止，其他所有的考试都考得很好，这次考试的成绩只是最后期末成绩的考量之一，他们的平均绩点很好。孤独症儿童可能不会从大局着眼，所以需要有其他人对此明确指点。一旦他们把视野扩大，他们的焦虑和压力通常会减少。

视觉线索可以帮助孩子看到大局。以我自己的临床工作为例，如果某个孩子说他讨厌学校，我会让他在一张图表上给一天中的每一节课打分。他可以通过一个视觉系统来打分，比如用星星、开心 / 悲伤的表情符号、百分比或色码（使用的系统根据孩子的发展水平和个人喜好而有所不同）。在图表完成后，孩子可以一目了然地看到，并不是所有关于学校的事情都是可怕的。事实上，他通常会发现自己非常喜欢学校，他的"仇恨"是源于在一两节课上遇到的具体问题。一旦他能够以一种更现实、更均衡的角度来看待问题，他通常会变得更冷静，并开始着手解决。

- **向你的孩子或学生强调刻板的思维是如何导致问题的**。孤独症儿童往往没有意识到，刻板的思维方式给他们的生活带来了诸多问题。意识到问题的存在是改变现状的第一步。为此，家长、老师和治疗师可以指出这种思维方式的缺点。例如，你可以指出，如果他坚持让其他孩子按照他的方式来，他们就不会和他一起玩，也可以指出老师不喜欢学生在教室里纠正其他同学，因为这是老师的工作。你也可以指出思维灵活的好处，强调灵活性实际上可以让他们更好地解决问题，并让他们感觉更好。无论是指出灵活的优点还是刻板的缺点，都要尽可能的具体，并在适当的时候使用真实的例子。

- **在灵活性方面树立榜样**。孩子们通过观察和模仿周围的成年人来渐渐养成自己的许多习惯，形成自己的想法和价值观。如果你在灵活性方面做好榜样，将帮助你的孩子或学生理解灵活性的概念，并看到它的价值。例如，你可以向你的孩子展示你是如何接受计划中的变化或工作中的不完美的。一种让他明白的方法是，当你面对一天中的一个小故障时，把你的想法以自言自语的方式说出来。注意音量要把握好，要让他能够听到，但是又不会让他以为你在教训他。例如，你可以说："糟糕，他们重新安排了我看牙医的时间。好吧，我得改变计划了。"或者是"我很想今天修剪草坪，但是下雨了。希望明天可以"。

- **当你看到你的孩子或学生在思维上变得更加灵活时，给予适当的表扬**。再次说一遍，表扬真的有助于强化积极行为。当你看到他们灵活地处理问题时，让他们知道他们做得好，并指出这样做的好处。例如，如果你看到孩子在游戏中表现得很灵活，可以这样说："我看到今天你们一起玩时你让罗伯特决定玩哪个游戏了，这样做太棒了，罗伯特一定很开心，我敢保证他以后还会来找你一起玩的。"

固定不变的行为模式

问题

孤独症儿童有自己的一套行为模式，而且会严格遵循。例如，往返于各个地方（如去杂货店或下课休息）的路线完全相同，每次都按照完全相同的顺序完成一项活动（如按照特定的顺序完成家庭作业），或者只玩某个特定的玩具或使用某些物品（如只能在空闲时间玩同一种游戏）。学会打破常规是一项重要的生活技能，因为有时候会发生意想不到的事情，例如，可能需要走另一条路去杂货店，因为前方道路封闭了。孩子在成长的过程中有时就是需要打破常规，例如，一个只阅读某方面书籍的学生需要接触其他类型的阅读材料来拓宽自己的知识面。有时打破常规是因为这些常规对其他孩子不公平，例如，孤独症学生可能总是选择同一种运动器材，但其他学生可能也想用一下。无论出于何种原因，任何一种打破常规的行为都会给孤独症儿童带来极大的焦虑，也会给家长、老师和看护者带来挑战。但防止常规变得过于一成不变的策略可以减轻孩子的压力并减少给他人带来的行为挑战。

对策和措施

• **从一开始就阻止固定不变的行为模式的形成。**俗话说"预防胜过治疗"，避免固定不变的行为模式的有效方法之一就是从一开始就阻止它的形成。但是，有时很难预测什么行为会发展为固定不变。你可以在孩子不断重复的某种行为变成固定之前就注意到。如果你发现固定行为正在形成，一定要尽早加以干预。例如，如果你看到一个孩子连续几天玩同样的游乐场设施（而且只玩那种设施），就可以鼓励他尝试一下玩其他的活动项目。这样，他就不会陷入只玩那一种设施的固定模式当中了。

一般来说，你可以通过做出改变来防止固定不变的行为模式的形成。这并不是说你要全部改变（这实际上会增加焦虑），只是局部做出变动。这方面的例子包括：

在家中：

• 以不同的路线去同一个地方
• 在家里玩不同的桌面游戏
• 从不同的餐馆买外卖

- 去不同的电影院

在学校：

- 课下做不同的活动

- 在一年中的不同时间阅读不同方面的书籍

- 更换学习伙伴

- 改变教室里的布置（如布告板和墙上的装饰）

你可以做出改变的事情是无限的。要遵循的两个重要原则是：1. 在孩子的固定行为模式形成之前想办法让孩子尽早做出改变。2. 在不改变整体的情况下改变细节。

- **如果固定行为模式已经形成，慢慢来打破它**。行为模式一旦固定，就很难打破。你可以突然强行让你的孩子或学生停止他／她的固定行为，但是这种方法存在三个问题：

1. 这种方法可能会给孩子造成巨大的痛苦，而这种痛苦会引发严重的问题行为。

2. 孩子不会从这种方法中学到应对技巧。

3. 由于还没有掌握应对变化的技巧，孩子很有可能会出现另外一种固定行为。

考虑到这些问题，最好是逐渐打破固定行为模式。关键是通过缓慢地引入孩子可以忍受的微小变化，让他摆脱固定行为模式。例如，在课外活动期间，一个学生只选择做同样的谜题，一遍又一遍。这是有问题的，因为他没有和其他学生互动。有时，另一个学生也可能选择做同样的谜题，这会令前面那个学生非常焦虑，进而出现问题行为。要逐步引入变化，可以采取如下方法和步骤：

1. 让这个学生做平时爱做的谜题，但也掺杂其他谜题。

2. 让这个学生先做平时爱做的谜题，再做另一个谜题，然后和另一个学生进行简短的互动。

3. 让这个学生做平时爱做的谜题，同时与另一个学生互动。

4. 让这个学生先做一个新的谜题，然后与另一个学生进行互动（他不做平时爱做的谜题）。

5. 第一天，让这个学生先做一个他选择的谜题，然后与另一个学生互动，第二天，只有互动。

完成这些步骤后，让这个学生可以在不同的日子自由选择不同的活动。理想情况下，这个学生的行为模式可以通过参加不同的活动，以及交替进行独自活动和与同伴互动而有所改变。然而，如果这个学生确实已经陷入旧的行为模式，越早鼓励他做出改变越容易，他的焦虑也会越少。

• **帮助你的孩子或学生理解打破常规、做不同的事情的价值**。人们需要被激励着去改变习惯。如果你能给出打破常规的有说服力的理由，就可以提高孩子勇于改变的动力。在鼓励你的孩子或学生改变常规时，试着指出这样做的好处，其中包括：学会的东西越多，选择越多；做一些不同的事情真的很有趣；尝试新事物时，可能会有新的社交机会；做一些有挑战性的事情可以获得满足感。当你看到你的孩子或学生打破常规时，给予适当的表扬，并试着给出具体的理由说明这是件好事。例如，如果学生主动去尝试以前没有接触过的游乐场设施，老师可以这样说："我看到你今天在操场上尝试了一些不同的东西。太好了！现在你可以学到新的技巧，做不同的运动。而且，你的一些伙伴也喜欢玩这个。"

局限而强烈的兴趣

问题

孤独症的一个常见症状是兴趣局限，兴趣点非常集中。在常见的情况下，孩子会沉迷于某个特定的话题，不断地思考、谈论或做与这个话题相关的事情。一般大家都感兴趣的话题包括美国内战、动物世界、恐龙、纸牌游戏、电子游戏和电视节目。任何话题都可能有人感兴趣，而且话题随着时间的推移而有所变化。

有一个特别感兴趣的话题是有好处的。孩子通过研究有关某一话题的内容获得知识，对此孩子可以自信地谈论，其他孩子可能会羡慕他懂得这些知识

（特别是当其他孩子也对这个话题感兴趣时）。相同的兴趣也有助于与他人建立联系。随着时间的推移，强烈的兴趣可以发展为富有成效的、有意义的工作。例如，对地图有强烈兴趣的孩子以后可能会从事开发 GPS 系统，对数字有强烈兴趣的孩子日后可能会成为金融界的行家。

强烈的兴趣本身并没有问题。然而，有关兴趣的参数可能会出现问题，如多大的兴趣，何时、何地、和谁一起。例如，兴趣可能会过于强烈，以至于几乎占据了孩子的全部注意力，使孩子没有足够的认知资源去学习其他东西。强烈的兴趣也会阻碍社交。孤独症孩子可能会专注于自己的兴趣，不去了解其他孩子的兴趣是什么或他们喜欢做什么。最终，其他孩子对始终讨论同一个话题感到厌倦，可能会开始回避或完全避免与他交谈。

对策和措施

• 鼓励你的孩子或学生扩大兴趣范围。提出和谈论孤独症儿童不感兴趣的话题，可以帮助他们扩充知识，提高他们的对话技能。然而，你可能需要以循序渐进的方式引导你的孩子或学生转向新的话题。一种方法是先谈谈孩子的特殊兴趣，然后试着通过温和的提示和提问扩大谈论范围。如果孩子整天都在谈论火车，你可以使用一些提示来扩展对话，例如：

- "你坐过火车吗？""你去哪儿了？""你到那里做了什么？"
- "火车非常快。""你坐过比火车还快的交通工具吗？""也许是飞机？""告诉我你坐飞机的经历。""你去哪儿了？"
- "你看过关于火车的电影吗？""你还喜欢什么类型的电影？"
- "你家里有玩具火车吗？""你还有其他什么玩具吗？"

在上面这些例子中，都是从孩子感兴趣的话题开始的，之后你可以巧妙地把对话引至其他话题，让孩子在谈论（和思考）新的和不同的事物时感到更舒服。重要的是，不要给他留下这样的印象，即谈论感兴趣的话题是错误的。我们的目标是扩大讨论范围，这样孩子就可以学会谈论他们感兴趣的领域之外的话题。

• **帮助孩子意识到局限的兴趣在社交方面引起的不良后果。** 虽然对孩子来说，对一个特定的话题了解很多是有用的，但对其他人来说，始终只听他谈论这一个话题是令人疲惫的。他仅仅是对他人讲话，这是单向的交流，而不是双向的。其他的孩子可能很快就会感到厌烦，不听或离开，甚至之后完全避开他。这样一来，这个孩子可能会错过扩大社交圈子的机会。

有必要教会孤独症儿童去辨识他人对谈话的兴趣有多大。在这样做的时候，教孩子学会寻找可以判断听者是否感兴趣的线索。他可以问自己下面这些问题：

• 其他的孩子看起来很无聊吗？

• 其他孩子在看着我说话吗？

• 每当我开始谈论这个话题时，他们会走开吗？

• 其他孩子有没有参与到对话中来？

• 我是否也在问他们问题？

通过留意听者的反应，孩子可以决定是否该改变话题了。让孩子明白，如果他不改变话题，倾听者会有什么感受，以及这将会对他们的友谊产生什么样的影响。

• **设定界限。** 即使孩子很清楚强烈的兴趣可能会带来问题，他们可能仍然难以思考或谈论其他事情。拥有强烈的兴趣是他们在精神生活中保持稳定的一种方式。因此，如果被要求或被迫停止谈论他们特别感兴趣的话题，他们会变得非常焦虑。虽说如此，但往往有必要对强烈的兴趣设定明确的界限，特别是在强烈的兴趣导致他人分心的情况下（如在教室里）。在设置界限时，要强调界限适用于何处和何人等细节。同样需要强调的是，强烈的兴趣并不是问题所在，重要的是讨论感兴趣话题的地点和时间。

• **如果孩子谈论或尝试新事物，要给予适当的表扬。** 当孤独症孩子在谈论或尝试与他平时强烈的兴趣不同的东西时，一定要向他指出来。适当的表扬有助于孩子在扩展他的谈话话题时感觉良好，激励他拓宽自己的兴趣范围。一定要强调谈论新的或不同的兴趣所带来的积极影响，其中包括：

- 在学习或尝试做不同事情时的满足感。
- 通过学习新东西变得"更聪明"。
- 尝试新事物时的兴奋感，让自己不再无聊。
- 通过学习新事物，可以有更多的方式与其他孩子交流。

鼓励孩子发展自己特别喜欢的兴趣，同时让他明白在某些情况下需要对其加以限制。如上所述，强烈的兴趣可以带来许多好处，并能丰富生活。因此，重要的是不要给孩子留下这样一种印象，即强烈的兴趣是"错误的"。平衡很重要，一方面要培养强烈的兴趣，另一方面要让孩子知道在何种情况下讨论新的或不同的话题是有益的。

刻板对其他因素的影响

刻板是孤独症的一个普遍症状，它可以强化其他产生焦虑的因素的影响。在我们考虑其他因素时，有必要回顾本章的内容，思考是什么造成了焦虑以及如何解决。我们要讨论的下一个"嫌疑犯"是感觉敏感，它渗透到孤独症儿童生活的许多方面。

第五章

二号"嫌疑犯"：感觉敏感

一天之中，我们会产生无数与五种感官相关的感觉：视觉、嗅觉、味觉、听觉和触觉。我们的大脑需要过滤和厘清所有这些感觉。这个过程被称为感觉调节。如果没有这种能力，我们就会被各种感觉轰炸，很快就会无法忍受。例如，当我坐在这里写作时，能够听到走廊里的声音（关门的声音、远处的说话声），能够感受到身体坐在椅子上的感觉，能够感受到打字时指尖上的压力，能够闻到挥之不去的午餐饭菜的味道，还能看到办公室里明亮的灯光。如果我不得不持续关注每一种感觉，很快就会应接不暇，无法写作。幸运的是，我的大脑能够过滤掉与我正在做的事情无关的感觉，这样我就可以专注于手头的工作。而孤独症儿童的过滤机制可能有问题。可能每个感觉都会侵入意识，包括那些与孩子正在做的事情无关的感觉。这不仅会分散注意力，还造成痛苦和焦虑。除了在过滤和厘清感觉方面有困难外，孤独症儿童常常以一种强烈的方式体验感觉。

重要的是要明白，没有人可以选择如何处理感觉输入。每个人的大脑构造都是不同的，那些对普通人可能不会产生任何刺激的事物，却可能带给孤独症儿童很强烈的刺激（在纸上写字的声音，或者两张桌子之外的香蕉的气味）。此外，还要知道，感觉调节有一个发展过程。成年人可能学会了如何来处理他们的感觉敏感，孩子们却无法应对有如轰炸般的感觉负荷。

孩子可能对特定类型的感觉输入敏感，也可能对一般的刺激都很敏感。主要的感觉输入为视觉、嗅觉、味觉、触觉和听觉这五种，还有诸如平衡感（前庭感觉）和身体各部分位置的感觉（本体感觉）等。大多数孤独症儿童都有特定的和一般类型的敏感。例如，某个孩子可能在处理声音方面特别困难，而另一个孩子可能在处理气味方面有难度，但是在有很多刺激的环境里（生日聚会、课间休息时的操场等），这两个孩子都可能会难以忍受。

无论是特定的还是一般的感觉敏感，往往都会引发孩子高度的焦虑。这种焦虑会来势汹汹，孩子在努力应对的过程中，可能会出现问题行为。在本章中，我们将首先讨论孤独症儿童经常经历的特定类型的敏感，然后谈谈他们在应对一般刺激时遇到的困难。

注意事项

下面描述的策略旨在帮助解决与焦虑相关的感觉问题，并不能替代改善感觉调节的全面方案。这样的方案需要在这个领域受过专门培训的作业治疗师的专业投入。

特定的感觉敏感

听觉

许多孤独症儿童对声音很敏感。对他们来说，像火灾警报、学校的铃声、体育比赛时人群的喊叫等巨大的声音是很难应付的。然而，不仅仅是嘈杂的声音会带来问题，他们也可能在某些特定类型的声音上有处理困难，即使这些声音不是很大。笔在纸上划过的声音，薯片包装袋被打开的声音，或者有人哼着小曲儿，这些声音都可能会给他们带来痛苦。此外，对声音的敏感还会影响日常生活。他们可能因此而不能在课堂上集中注意力，或者回避社交活动（如聚会、在操场上玩耍）。

对策和措施

• **防止或尽量避免处于有高声或令孩子痛苦的声音的环境中。** 虽然我们不能消除每一个可能让孤独症儿童感到痛苦的声音,但通常可以让它们的音量减弱,至少在有些时候是可以做到的。例如,在学校,把孩子的座位换到远离嘈杂走廊的地方可能会很有帮助。在家里,铺上地毯有助于房间声音的降噪。在做所有这些之前都需要做全面的调查,以确定哪些声音存在问题,接着就是如何解决降低音量的问题。语言能力好的孩子可能会直接告诉你什么声音太吵或令他痛苦。对于那些语言能力不好的孩子,就必须要靠你的观察。下面是一些值得注意的迹象:

• 脸上有痛苦的表情

• 手捂住耳朵

• 试图逃离现场(如在消防演习期间试图逃离学校)

• 回避(如当聚会正在进行时,不愿意进入房间)

• 当有声音存在时,自我刺激行为会增加(如在音乐会上来回摇摆)

• 每当出现特定的声音时,问题行为就会增加(如当有人用电动卷笔刀时,就会自己咬自己)

在试图降低音量或消除声音时,一定要确保你的解决方案不会危及孩子的安全(如不要移除烟雾探测器)。此外,尽可能确保你的解决方案不会限制孩子的个人成长或使他过于显眼。因为噪声而不去参加聚会虽然可能会避免痛苦,但也限制了孩子的社交能力。想出一些办法来让聚会变得更易于孩子接受,同时确保孩子做的事情是有益的,有利于社交的,这样有助于将孩子的痛苦最小化。

• **提醒孩子将会有大声或不愉快的噪声出现。** 这样可以帮助孩子在出现噪声之前做好心理准备。虽然孩子可能仍然会感到一些痛苦,但并不会惊讶,他们可以在变得无法忍受之前想出应对策略。准备工作包括制订一个方案来应对噪声,例如,备选策略有哪些,如果声音太大而难以处理应该去哪里,等等。在进入吵闹的环境时,提醒和鼓励你的孩子或学生尝试应对机制,强调应对机制会有所帮助（即使可能不会让他们完全放松）。

• **使用技术**。通过技术手段可以帮助减少不必要的噪声。"技术"不一定是复杂的或前沿的，有时像泡沫耳塞或耳机这样简单的东西就可以。高科技的产品可能也会有所帮助，如把老师的指令直接传到戴在学生耳朵上的调频系统，这样可以降低背景噪声。也可以在礼堂或体育馆等地方安装特殊的吸音砖。无论使用什么技术，重要的是要平衡对技术的需求和技术对孩子的影响以及同龄人对他们的接受程度。应谨慎地使用技术，防止孩子过于与众不同。

嗅觉和味觉

对于许多孤独症儿童及其家人，对嗅觉和味觉的敏感不仅仅是一个小小的不便。敏感的味觉可能会让孩子拒吃某些食物，这很难改变，并可能会影响孩子的健康（见下文）。对气味的敏感会影响孩子的社会生活和公众场合的行为。其他人几乎察觉不到的气味可能会给孤独症儿童带来巨大的痛苦，使其无意中表现出问题行为，有的孩子和其家人就会避免外出吃饭。

• **食物反感**。抗拒吃某些食物在孤独症儿童中非常常见。这种行为通常也难以改变。问题可能不仅仅是食物的味道，还有很多其他因素，包括：

• 对食物气味的厌恶。

• 对食物味道的厌恶（包括特定的味道，但也包括一般的味道，如咸、甜、酸、苦，以及是否可口）。

• 对食物口感的厌恶（如食物有多脆或有多黏）。这通常是食物被拒吃的一个重要因素，有时比实际的味道或气味更重要。

• 刻板思维和固定行为模式也是拒食的原因之一。孤独症儿童可能会形成一个无法打破的固定的饮食规则。例如，他们可能只吃白色的食物，如米饭、白面包和意大利面。他们也会变得非常挑剔，只吃或不吃某种牌子的食物。

不管这些因素中的哪个对孩子的拒食问题负有主要责任，有一件事是肯定的：拒食是一个很难改掉的习惯。有些父母试图通过偷偷改变食谱或某个牌子的食物（即使是很小的改变）来实现孩子饮食的多样化，但这些"花招"通常都会被"揭穿"。有拒食问题的孩子似乎能够察觉到食物中哪怕是最轻微的变化，并且通常会拒绝这些变化。

与所有感觉敏感一样，孩子天然地厌恶某些食物，因此，改掉这个习惯并非靠孩子的意志力就可以解决，而需要采用多种策略。

对策和措施

· **防止或尽量不让孩子接触令他厌恶的气味或味道**。避开一些气味或食物可能很容易。例如，如果你的孩子不能忍受生鱼的味道，你通常有办法让孩子避免接触这种味道（不去寿司店，也不靠近海鲜柜台）。有时这可能有点不方便，但一般来说，不会对日常生活产生太大的影响。如果孩子的嗅觉极为敏感，而且环境中有很多孩子无法忍受的气味（如在自助餐厅或食品市场），这就颇为棘手了。在这种情况下，就要做一下规划。例如，在学校的自助餐厅，孩子可以坐在一个远离垃圾桶和厨房的座位。就挑食而言，孩子不吃某种特定类型的食物可能不是什么大问题，尤其是如果你还能找到健康的替代品的话。如果你的孩子一辈子不吃芽甘蓝，他的健康不会受到影响。然而，如果你的孩子不吃某一类食物（比如所有的蔬菜），这就比较糟糕了。当你为此制订策略时，你一定要咨询专业人士，以确保你的孩子获得足够的人体所必需的营养。

· **帮助孩子预测和应对困难**。如果孩子突然遇到意料之外的情况，焦虑通常会更严重。为了消除这种影响，可以让孩子在面对一个感觉挑战之前从心理上有所准备。帮助孩子做准备时，要考虑哪些因素对他来说可能是重要的，然后想出一个应对方案。例如，在去餐馆吃饭之前，你可以采取如下措施：

1. 了解餐馆通常提供什么类型的食物，以确定是否有什么气味或味道会让孩子感到不安。

2. 想出一个方法让孩子可以告诉你他厌恶什么东西。

3. 想出一系列的方法来处理令孩子厌恶的气味或味道，并事先与孩子讨论（如换座位、转移视线、使用焦虑管理技巧、短暂离开桌子等）。

有一些孩子可能会因为这样的准备反而变得更焦虑，你可能会想，那还不如不做任何准备，也许结果还不错。实际上，在经过了几次这样的准备之后，尤其是在父母的鼓励之下大多数孩子会变得更加自信。

• **让孩子逐渐接触新的味道和气味。** 对于有一个挑食的孩子的父母，这个策略实行起来并不那么简单。孤独症儿童可能会非常抗拒尝试，尤其是让他们吃没吃过的食物。虽说如此，不要放弃希望！如果你很有耐心地以循序渐进的方式将食物做些改变，就可以慢慢地拓宽孩子喜欢吃的食物的范围。关键是要循序渐进，并给予适当的表扬。最好是将其视为对孩子的一个有趣的挑战。不要试图偷偷地改变孩子的食物，他们每次都会发现的。使用积极的方法，强调吃没吃过的食物的好处，例如，说"它们会帮助你保持健康和活力"，"会让你在别人家里吃饭更容易"，"会'刺激'你的味蕾"，等等。

• **让孩子参与饮食计划、食物采购和准备。** 让孩子参与进食的各个阶段，可以帮助他们把食物视为有趣的东西。这种态度将有助于促进孩子勇于尝试不同类型的食物。关键是要让孩子对尝试没吃过的食物感兴趣，让他觉得他可以控制局面。让孩子参与整个就餐过程，从计划菜谱，到采购食材，再到吃（如果你有种菜的本事，甚至可以自己种）。让你的孩子在这个过程中自己决定一些事情（在合理的范围内！），鼓励他把不同的食材搭配起来，做出的饭菜不仅有营养，而且美味。

触觉

对触觉的敏感会以多种不同的方式影响孤独症儿童。一个常见的现象是他们对某些类型的衣服过于敏感，例如，衣服不能太紧或太松，不喜欢特定的面料，拒绝穿长裤（即使很冷），不能忍受衣领上有标签，不能穿有可察觉的缝合线的袜子。这种触觉敏感会让你很难为他们买衣服，还会因此就穿什么或不穿什么而争吵，甚至引发他们的问题行为。

孤独症儿童可能对他人的触摸也非常敏感。如果他们不小心被碰触或撞到，会变得非常焦虑。这在学校里经常是一个问题，因为学校里有很多时候孩子会被撞到（如在拥挤的走廊里，在学生们忙着进出教室时，或者是在课间打闹时）。害怕被触碰，不仅孩子痛苦，还会限制他们的社交。孩子们四处随意走动，在许多社交场合中都是这样。这样的社交活动对触觉敏感的孩子来说就很痛苦，如生日聚会、学校舞会和课间玩耍。因此，他们会回避这些场合，从而错过了重要的社交机会。

对触觉反应迟钝也会带来负面影响。如果一个孩子没有从他的触觉中得到足够的信息，他可能会以错误的方式来获得信息。例如，孩子可能会给别人（有时甚至是陌生人）非常有力的熊抱来刺激他的触觉。还有一些行为也可能与触觉迟钝有关，如啃咬不能吃的东西或攥紧拳头。

对策和措施

• **避免或尽量减少引起孩子触觉不适的情况发生**。和其他感觉敏感一样，有时候最好的解决办法就是在一开始就避免或减少这样的痛苦。有时，让触觉敏感的孩子感觉更舒服可能相对容易。例如，为了避免在学校碰到拥挤的情况，你可以尝试以下方法：

• 让他早点离开教室，这样他就可以在高峰时段之前换到其他教室。

• 将远离最拥挤区域的储物柜分配给他。

• 集会时，让他坐在靠后、靠边或靠过道的座位上。

• 在其他地方（如自助餐厅）的座位安排应远离主要的通道。

其他类型的敏感可能更难避免。如果你住在冬天很冷的地方，一年365天让孩子穿短裤是不可能的。此外，理发、洗澡和刷牙都会引起敏感，但是又不得不去做。关键是权衡利弊。既要考虑减少痛苦的策略，也要考虑应对这种策略是否会影响孩子的安全、社会成长和独立性。

• **帮助孩子预测和应对困难**。和应对其他感觉敏感一样，帮助孩子提前做好准备。虽然事先告诉孩子可能会造成他的一些不安，但能帮他至少获得一些控制局面的感觉。你可能会预见到引发触觉敏感的事情，包括：去一个热闹的餐厅，听一场音乐会，去一个拥挤的电影院，在节假日去购物中心，等等。在让孩子为这些事情做准备时，不仅要描述可能发生的状况，还要告诉他们在感官受到挑战时该如何应对。例如，如果你在去之前查清哪些区域不太拥挤，这样一来，当孩子无法忍受时，就可以带他去那里。

• **限制自我刺激行为**。如上所述，当孩子对触摸感觉迟钝时，他们可能会诉诸自我刺激。在许多情况下，需要对这些行为设置限制，以确保孩子不会以某种方式伤害自己。这里的伤害可以指身体上的危险，如啃咬不能吃的东西，也可以指不当的身体行为。例如，过度拥抱同龄人或陌生人以获取深度压力往往会造成社交尴尬，人们可能会远离他。伤害行为也可以指妨碍成长和独立的举动。例如，长时间的前后摇晃会让孩子失去重要的学习和社交机会。设定限制可能不太容易，因为这样做会增加孩子的焦虑，可能导致他表现出问题行为。下面是一些需要牢记的一般策略和原则：

• 要非常清楚有哪些限制，并在应用它们时保持一致。这有助于孩子预测何时将受到限制，到时候的焦虑可能会少一些。

• 改变行为或转换情境有助于减少焦虑。 与其让孩子直接停止某一行为，不如让他转向另外一个行为。

• 养成替代行为，服务于同样的感觉目的，但更安全，更适合社交。例如，可以让孩子嚼口香糖而不是啃咬异物，或者鼓励他去捏橡皮泥而不是掐自己。

• 将设定限制和养成替代行为纳入为孩子制订的全面的感觉方案中。这将确保所有支持孩子的人都在为一致的目标共同努力。

• **使用特殊的材料和技术**。已经出现了一些专门针对感觉敏感的孩子和成年人的物品。例如，有许多公司生产"感觉友好"的服装，如无缝袜子、柔软织物和无标签衬衫。也有一些公司生产安全的咀嚼物品，如可咀嚼的小饰品、各种可咀嚼的玩具，甚至可咀嚼的铅笔头。还有一些物品旨在满足孩子感受深度压力，如加重背心、特别设计的毯子。这些物品对触觉敏感的孩子是有帮助的。特殊物品的使用应该由专业的治疗师监督，他们可以将这些物品的使用纳入为孩子制订的全面的感觉方案中。

视觉

和其他感官反应一样，孩子对视觉的反应可能是高敏感也可能低敏感。孤独症儿童对光非常敏感，他们中的许多人会觉得某种光线（如荧光灯的光）很刺眼。还有许多人难以与他人进行目光接触，虽然目光接触具有社交价值，但当他们看着别人的眼睛时感觉"痛苦"。也有人对光线或一般的视觉输入反应迟钝，为此，他们可能会着迷于看闪亮的或移动的物体来寻求视觉输入。这可能会分散他们的注意力，在某些情况，孩子可能会过于靠近危险的物体（如转动的风扇叶片）或情境。

对策和措施

• **调整照明**。尽可能使用自然光有助于缓解强烈的视觉感受。为孤独症儿童设计的房间应该多考虑使用自然光。如果自然采光不好时，安装"光线柔和"的灯泡。市场上有很多种类的灯泡，你可能需要一一试用才能找到最好用的那种。在学校里，调整座位，让学生坐在靠窗的位置，但前提是这样不会分散其注意力。在无法避免强光照射的情况下，有色镜片可能会有所帮助。为了确保孩子用眼卫生，眼镜要用可以自动调节亮度的镜片。如果无法确定应该使用哪种镜片，可以请教眼科医生。

• **注意目光接触**。对于孤独症人士，目光接触困难可能涉及感觉和社交两个方面。仅仅是直视别人的眼睛就会让他们感到痛苦。当然，目光接触的社交功能通常可以通过教授、演练和练习得到发挥。然而，也许有一些方法可以减少目光接触带来的痛苦。那些无法进行目光接触的人，可以看对方眼睛附近区域，而不是直视对方眼睛。一个常用的方法是看两眼之间的一个点，这看起来好像是在进行目光接触，又可以减轻孤独症儿童的不适程度。还有的孩子（尤其是年龄较大的孩子）可以直接告诉别人目光接触让他们感到不舒服，这样也很有帮助，可以化解尴尬，防止交流对象生气。

• **解决视觉迷恋引起的问题**。视觉敏感度低可能会导致孩子紧盯着物体，试图获得足够的感觉输入。盯着闪亮和 / 或移动的物体有时候不太安全，危险的物体尤其如此。长时间盯着任何类型的物体（不管危险与否）都会分散注意力，可能会使孩子更少与其他人互动，也更少参与活动。重要的是，所有护理人员都要意识到与视觉迷恋有关的任何潜在危险。有些物品可能需要藏起来或放置在孩子够不到的地方。每当孩子去一个新的地方时，也要留意周围是否有此类物品。当视觉迷恋占用了孩子太多时间或妨碍了学习或社交时，要温和地引导他转移视线。

• **前庭感觉和本体感觉（平衡、运动和身体位置）。**虽然不是传统的五种感觉，前庭感觉和本体感觉系统也很重要。前庭感觉指的是平衡感以及对身体和空间关系的理解。本体感觉指的是对我们身体各部分之间位置关系的理解。这两种感觉系统共同帮助我们完成运动、分配体力、明确身体位置和保持平衡。

像其他感觉反应一样，孩子可能对前庭感觉和本体感觉输入反应迟钝或过敏。反应迟钝的孩子可能会通过重复移动身体来寻求额外的输入，如摇晃或旋转。这些行为可能会分散孩子的注意力，并可能影响孩子的学习和社交能力。而反应过敏的孩子在运动、保持平衡和身体意识方面会觉得有困难，如进行体育运动、使用游乐场设施或乘坐电梯时。

对策和措施

• **减少会导致痛苦的感觉。**减少痛苦的第一步是确定造成痛苦的原因。当这种痛苦是由平衡感和／或身体姿势造成的时，可能不会一眼看出来。如果一个孩子已经有了语言能力，你可以问他哪些感觉让他痛苦（如荡秋千或乘坐公交车时）。如果一个孩子的语言能力还不够，你可以观察在哪些情况下他有痛苦或行为变化的迹象。有些令人痛苦的事情可能很容易避免，如坐过山车或荡秋千。但是有些事情可能是无法避免的，如乘坐公交车或小汽车。在这些情况下，你可以采取措施使他尽可能舒适（如坐在前排座位，在必要时停下来，等等）。

• **设定限制，提供可接受的选择来满足感觉需求。**对前庭感觉／本体感觉输入不够敏感的孩子可能会为了满足这种需求，做出不良的、不被社会接受的或者是危险的事情。例如，一次旋转数小时可能会提供输入，但也会影响学习，并可能在社交上造成污名。在这些情况下，可能有必要对孩子何时、何地以及如何获得这种感觉输入设置明确的限制。为了帮助孩子遵守限制，可以提供一种更安全、更能被社会接受的感觉输入的替代形式。有许多活动（如在蹦床上弹跳或在操场设施上攀爬）可以提供安全且更具适应性的前庭感觉和本体感觉输入。作业治疗师可以帮助计划这些活动，使它们与整体治疗方案的目标相一致。

- **帮助孩子预测和应对困难。** 与应对其他感觉敏感一样，如果你预见到困难不可避免，那么让你的孩子或学生为这种情况做准备将有所帮助。可以事先制订一个应对计划，同时提醒孩子使用应对策略。例如，如果孩子对乘坐公交车参加班级旅行感到不安，你可以调整座位位置，让他尽可能感到舒适，也可以用其他办法帮助他渡过难关，如玩游戏、看书，或者和朋友聊天。只要有可能，让孩子参与应对策略的制订，这有助于让他产生一种控制感。

- **使用玩具、家居用品和设备。** 有很多材料可以帮助孩子调节前庭感觉和本体感觉输入。其中一些是专门为有感觉需求的孩子设计的，如坐式治疗球和特别设计的秋千。还有许多常见的物品、玩具和设备（如蹦床、吊床、摇椅等）也可以用于治疗。向作业治疗师咨询，确保安全有效地使用每一种物品或设备。

一般的感觉敏感

上文我们关注了孩子在特定的感觉领域处于低敏或超敏感状态时，会发生什么，以及应该如何应对。我们讨论了孤独症儿童对特定类型输入（如声音、味道、气味等）产生敏感的许多方式。然而，孤独症儿童也可能对他们所经历的一般感觉刺激高度敏感。在这方面，可能会出现以下两种情况：

1. 孩子受到过度的一般刺激。

2. 孩子受到的一般刺激不足。

当感觉超负荷时，孤独症儿童可能会被过度刺激，出现焦虑和问题行为。研究表明，孤独症儿童似乎在同时处理多个感觉输入方面特别困难。[1]像生日聚会、游乐园游玩和朋友聚会这样的活动可能会令人兴奋，但它们也可能会让感觉系统无法应付。不只是大的、吵闹的事件会导致问题。如果在很短的时间内有很多刺激性的活动，孩子也可能无法招架。当孩子跟不上环境的要求时（无论是单一事件还是众多小事件的组合），他就会感到痛苦。这会导致一系列的反应，包括退缩、逃离、增加重复动作和其他类型的问题行为。

当孩子缺乏足够的刺激时也会出现问题。当孩子没有机会参与有吸引力的活动时，就会出现刺激不足。或者即便活动丰富，但如果孤独症儿童不能参与其中，同样会刺激不足。如果孩子不理解这个活动，没有提出参加这个活动的要求，不去参加这个活动，或者无法在这个活动上集中注意力，都会发生这种情况。所以即使孩子周围发生了一些有趣的事情，如果无法参与其中，可能仍然会缺乏刺激。

当外部环境的刺激不足时，孤独症儿童的大脑可能会开始从内部寻求刺激，这可能会导致自我刺激行为，如挥舞手臂、摇晃，甚至是自残行为。他也可能试图从别人那里得到刺激。有时孤独症儿童可能会出现问题行为（如尖叫或抓别人），以便通过周围人的反应来获得感觉刺激。这些行为反映了大脑试图获得感觉输入的努力，而不是孩子本身有意为之。

感觉舒适区

每个人都有感觉良好的感觉输入区域，我们称其为"感觉舒适区"（sensory comfort zone）。在这个范围之内，人们既不会被过度刺激，也不会缺乏刺激。

---

[1] 例如，见 Russo, N., Foxe, J.J., Brandwein, A.B., Altschuler, T., Gomes, H. and Molholm, S. (2010), Multisensory Processing in children with autism: high density electrical mapping of auditory-somatosensory integration. *Autism Research*, 3,: 253-267。

对于普通儿童，这个范围很大，因为大脑能够自然地过滤掉过多的刺激，还可以在必要时寻找额外的感觉输入。这样的孩子能适应各种情况，因为他能忍受这些情况之内的变化。即使在过度刺激或缺乏刺激的情况下，普通儿童也通常能够采取措施迅速回到他们的感觉舒适区。例如，当缺乏刺激时，他们可能很快就会找到一些有趣的东西。当受到过度刺激时，他们可能会用一些办法，从思想上"屏蔽"过量的输入或采取某种应对行为（在嘈杂的房间里找一个相对安静的地方）。当然，每个人都有自己的极限，过度刺激或刺激不足都会给孩子带来问题。

对于孤独症儿童，感觉舒适区往往相当狭窄（见图表）。孤独症儿童的大脑通常无法像普通人那样有效地过滤掉多余的信息，因此，很容易发生过度刺激的情况。另一方面，由于注意力和信息组织方面的问题，他们可能会难以参与到吸引人的活动中去，从而导致感觉刺激不足。更糟糕的是，如果他们离开自己的感觉舒适区（要么刺激不足，要么刺激过度），他们可能很快就变得很痛苦，也难以采取措施回到正轨。

普通儿童		
刺激不足	感觉舒适区	刺激过度

孤独症儿童		
刺激不足	感觉舒适区	刺激过度

回到感觉舒适区的策略和解决方案

避免过度安排活动

在同一时间安排太多的活动可能会让人无法应付，尤其是这些活动提供的是高水平的刺激。何为高度刺激，因孩子而异，但需要考虑的因素包括：

- 活动的整体噪声水平

- 活动场合的拥挤程度
- 活动环境中有多少视觉刺激（如闪烁的灯光、五颜六色的服装）
- 活动的挑战性有多大
- 完成这些活动需要多少体力
- 活动期间涉及多少次转换
- 活动期间会发生多少意想不到的事情
- 孩子参与这些活动的愿望是否强烈

有些孩子可以在一周中参加一些充满高度刺激的活动，但也要尽量避免这些活动连续进行，孩子一定要有足够的时间休息和恢复。你不可能总是能够预测你的学生或孩子何时会出现感觉超负荷，所以，要注意观察能够表明需要一些"感觉停机"（sensory downtime）的迹象，其中包括：

- 孩子似乎越来越苦恼
- 孩子出现更多的问题行为
- 孩子似乎不愿意参加活动

避免活动安排不足

活动安排不足和过度安排活动一样会导致很多问题。如果孩子的生活中没有足够的活动（或者如果他不能参与这些活动），他就会变得缺乏刺激。孩子不仅会无聊，还会出现一些问题行为。一个孩子需要安排多少活动，并没有一定之规，因人而异。对于大多数孩子，最好每天安排一些吸引人的活动，每周安排一到两个"更大"的活动。这些活动有助于为孩子提供一天或一周的"精神锚点"（mental anchor）。

让孩子的生活丰富多彩

尽管孤独症儿童在适应变化方面有困难，但这并不意味着他们不会从生活的多样性中受益。你可以让一个孩子一天过得很有规律，同时在有规律的生活中增添一些额外的内容。这不仅有助于孩子适应微小的变化（参见第四章有关刻板问题的讨论），也有助于防止他们感到无聊和缺乏刺激。

尽量让一项任务或活动有多样性的安排。例如，在安排第二次做同样的活动时，试着做出一些改变，即使是一些非常细微的变化，这有助于保证孩子的参与，从而防止刺激不足。

环境控制策略

当你怀疑某项活动可能刺激性太强时，你可以采取一些措施使其变得容易接受。例如，你可以在不那么拥挤的时间段带孩子去参加活动（如避开人流高峰时段去看电影或出去用餐）。通常，不那么拥挤意味着整体刺激水平会更低，因为环境会更安静，可能就没有那么多的刺激需要处理。还有一些项目是专门为孤独症儿童设计的，如感官友好的电影、活动。

策略性的休息

在忙碌的活动期间或忙碌的日子里合理安排休息时间是很有好处的。试着事先安排出这些休息时间，让孩子知道。这些休息时间尽可能安排得恰到好处，这样孩子就可以轻松地进入和结束休息状态。例如，如果你全家准备去游乐园玩，你可以安排在人流高峰时间去游乐园里一个安静的地方，或者轮换着进行令人兴奋的活动（如坐过山车或者看表演）和比较安静的活动（如吃点零食或参观一个安静的景点）。假期中也要安排休息时间，确保不要每天都被活动塞满。在诸如集会、野外探险和学校旅行等活动中也要合理安排休息时间。

鼓励自我调节

为了培养独立性，要教孩子学会在过度或缺乏刺激时如何自我调节。如果孩子能学会识别某些信号，那么他就能很好地判断自己什么时候不舒服了。如果孩子在他开始感到刺激过度或缺乏时就能够意识到，那么他就能在问题出现之前采取措施回到感觉舒适区。如果孩子开始感到无聊，那他可以通过选择或要求一个更吸引人的活动（在合理和适当的范围内）表明这一点。相反，如果一个孩子在课间休息开始时感到无法忍受，他可以采取行动减少刺激（到操场上安静的地方去）。最好能让孩子在处于潜在的困境之前意识到他有其他选择。例如，我们可以与孩子一起制订一个方案，讨论如果他在学校舞会上开始感到无法忍受时可以怎么做，例如，去一个安静的角落，去喝点水，或与好朋友交谈。这种讨论可以帮助孩子记住在需要时使用应对策略。

第六章

三号"嫌疑犯"：社交困难

社交困难被认为是孤独症的一个显著症状，也往往是给孤独症人士带来最大压力的症状。许多与人生中的成就和成长相关的情况很大程度上依赖社交技能。我们在学校、在与同龄人相处时以及在以后的工作中的社交互动质量会对我们的生活产生重大影响。糟糕的社交技能让孤独症儿童很难有效地得到自己想要的东西，会让他／她觉得自己在同龄人中是个局外人。因此，在社交环境中孤独症儿童常常会非常焦虑。他们不确定如何回应他人，可能会有很长的时间在社交方面不顺利。随着时间的推移，社交技能的问题也会削弱孤独症儿童的自信，令其自尊受挫，因为他们可能经常被告知应该"多交朋友"。

为什么社交互动对孤独症人士如此困难？

有很多原因可以解释为什么社交互动对孤独症人士具有挑战性。关于这方面已经有了大量的书籍和研究论文，尽管如此，仍有许多未知的东西。本章的目的并不是提供有关社交技能和孤独症的完整讨论，但简单描述一下孤独症人士社交困难的一些原因，有助于我们理解为什么社交互动会导致他们有如此多的焦虑。这些原因包括：

• 心理理论（共情能力）受损。"心理理论"（theory of mind，也译为心智理论）指的是设身处地从他人角度思考问题的能力。艾米·克林（Ami Klin）、西蒙·巴伦 - 科恩（Simon Baron-Cohen）、艾伦·莱斯利（Alan Leslie）和乌塔·弗里思等研究者在这一领域做了很多研究。他们的研究表明孤独症人士在共情能力的发展和使用方面有困难。换句话说，孤独症人士很难设身处地为他人着想。这可能会导致无意的社交错误，例如，对别人的外表发表直接的、不讨人喜欢的评论，而不知道别人可能会生气。

• **思维方式以细节为导向，而不是以整体为导向。**另一个导致社交困难的原因是，孤独症人士倾向于通过细节处理信息，而不是从整体上进行把握（见第四章关于中央统合功能的内容）。社会交往能力通常依赖对情境的理解。我们如何与他人互动取决于各种因素，例如，在哪里，对对方有多少了解，对方的年龄，对方与我们的关系如何，等等。由于不理解这些背景因素，孤独症儿童可能会做或说一些其他人认为古怪、不恰当或无礼的事情。

• **难以应付社交情境中不断变化的需求。**在社交情境中人们的期望会不断改变。孤独症儿童通常在执行功能方面存在障碍（如第四章所述），这使得他们很难跟上社交互动中经常发生的快速变化的需求。因此，当情况发生变化时，他们可能无法调整（例如，如果另一个孩子加入进来，或者如果互动对象改变了谈话的主题）。虽然这些变化对于其他人来说可能微不足道，但孤独症儿童却无法及时处理，可能很快就会不知所措。

• **共同注意力（joint attention）受损。**共同注意力是指在同一时间和他人以一种分享的方式专注于同一件事的能力。孤独症儿童通常在这种互动方面有困难，这使得他们很难与他人以一种分享的方式进行联系。孤独症儿童可能会很自然地被自己的兴趣和计划所吸引。这并不是说他们不愿意与他人分享自己的体验。然而，他们以一种非常特殊和偏重某种细节的方式处理信息，这样的倾向可能会影响他们以一种灵活和互动的方式分享社交体验。

• **难以察觉、理解和回应社交线索。**社交情境中充满了线索，可以引导我们进行互动。其中一些是身体提示，如目光接触、肢体语言和一个人的着装方式。还有些线索是基于语言的，如语调、音量和对话提示。有些线索可能过于抽象或微妙，如讽刺的使用。孤独症儿童往往会错过或误解社交线索，因此可能无法理解互动的真正意义。这让他们在社交场合感到困惑，并可能导致尴尬的互动。社交场合中反复出现的困惑和消极经历会导致他们焦虑。

- **刻板会导致与其他孩子的关系紧张。**正如第四章所讨论的，孤独症儿童的思维方式很刻板。这种刻板不仅会影响他们的情绪状态，还会影响他们的社交技能。他们通常会非常严格地遵守一些规则，并且可能会把这些规则应用到每个人身上，包括其他孩子。例如，他们可能会成为"规则警察"，每当有人不遵守规则时就会打小报告，从而在无意中惹恼其他孩子。孤独症儿童玩游戏的方式可能也很刻板。例如，他可能会因为坚持让其他人只玩他想玩的游戏，并且只按他的规则玩而招致其他孩子的反感。

- **社交场合中的感觉超负荷。**许多社交互动发生在充满感觉刺激的场合，如操场、餐厅、生日聚会、运动会上等。孤独症儿童或多或少存在的感觉敏感会增加他们在这类社交场合中的焦虑。对他们来说，社交环境可能太吵、太拥挤、气味太难闻或视觉刺激太多，难以应对。这可能会导致焦虑，从而使他们很难记住或执行学过的任何有效的社交技能。

- **在社交场合处理语言有困难。**在孤独症人士中常见的语言障碍会使其在社会交往中感到紧张、有压力和被误解。表达性和接受性语言障碍可能会使孤独症儿童在交谈中难以跟上节奏。最终，他可能会不再倾听或完全退出互动。孤独症儿童可能在理解字面意思之外的意义（夸张、明喻和隐喻）方面也有困难，因此可能会误解其他孩子想说的话。这可能会导致尴尬的互动和孩子的社交焦虑。

社交困难是如何导致焦虑的？

由于上述原因，孤独症儿童可能会经历一些不愉快或令其困惑的社交体验。随着这些体验的累积，他们可能会越来越担心在未来的社交中产生同样的结果。社交场合中的不顺利尤其令人沮丧，因为他们知道有些事情不对劲，但是不确定到底是怎么回事。如果不能从过去的错误中吸取教训，恐惧和沮丧就会加剧，他们可能会将停止社交作为一种应对方式，这样他们就开始错过参与活动，这可能会加重他们的压力。

还有一种额外的压力，源于家人让孩子把所有的注意力和精力都花在了提高社交技巧和交朋友上。在家人疯狂地努力让孩子更多地进行社交时，孩子可能会被置于难以承受的社交环境中。此外，在孤独症儿童看来，他们似乎总是被催促要多交朋友。"交更多朋友"的要求可能会成为他们的一大压力来源，他们可能会开始觉得自己不够好，因为他们不能满足家人对他们社交生活的期望。

对策和措施

以下策略并不意味着可以替代正式的社交技能培训。社交技能培训需要制订一套完整的方案，其中包括具体的策略和目标。这种培训需要所有参与照顾儿童的人的参与。而下文的内容主要是有助于减少社交焦虑的策略和方法。

- **通过模仿和实践培养自信**。就像在镜子前练习演讲一样，排练社交技巧的运用有助于培养自信。要展示运用一项技能的正确（或预料之中的）和不正确的（或意料之外的）方法，解释为什么某项技能通常以某种方式完成。要尽可能具体，并在把所有技能结合起来之前，帮助孩子分别提高单项技能，如目光接触、肢体语言和音量。重要的是使实践环节尽可能贴近现实，并使用孩子生活中真实的例子。

- **教授社交认知**。知道如何在社交场合中互动很重要，但知道为什么要以某种方式互动也很重要。这就是社交认知发挥作用的地方。社交认知是指理解我们的互动方式和指导原则的过程。例如，一方面要知道，当你和别人打招呼时，应该有目光接触。另一方面，也要知道，我们目光接触的目的是为了吸引别人的注意，让他们知道我们想要交流。知道为什么我们以一种特定的方式执行一种社交技能可以增加执行该技能的动机。社交认知还可以帮助孩子理解为什么在不同的情况下会有不同的行为。例如，知道了人们进行目光接触是为了促进交流，这有助于孩子理解为什么我们不能在任何情况下都进行目光接触，例如，当对方是陌生人或不友好的人时。通过理解互动背后的"原因"，孩子将学会如何根据情况调整运用特定的社交技能。

- **循序渐进地应对社交挑战**。要循序渐进地培养孩子面对社交挑战的应对技巧。让孩子可以在一些会引起他不适但又不至于无法忍受的社交场合获得自信。这样，孩子会产生一种成就感，而不是一种不知所措或无能为力的感觉。这种积极感受有助于促使孩子迎接额外的社交挑战。对于不同的孩子来说，具有挑战性的社交情境是不同的。但一般来说，应考虑以下几个方面：

- 结构性

通常情况下，孤独症孩子在有清晰结构的社交场合中表现得更好。要建立自信，最好从有组织的活动开始，如玩一个有明确规则的游戏。随着孩子游刃有余，就可以逐渐开始在结构性不那么强的环境中拓展技能，如在孩子们各自从事不同活动的操场上。

- 人数

总的来说，孤独症孩子在人数较少的小组环境中感觉更舒服。在期望孩子在一个更大的群体中提高技能之前，最好聚焦于只涉及与一两个其他孩子的互动。

- 孩子对活动的熟悉程度

孩子在做自己熟悉和喜欢的活动时会有更多的自信。最好先让孩子在他 / 她感兴趣的活动上开始社交尝试。这对那些只喜欢独自玩电子游戏或阅读的孩子来说，可能有点棘手。然而，只要发挥一点创造力，大多数活动都能够以鼓励一些互动的方式呈现。

- **在现实生活情境中支持孩子**。让孩子在一个假设的学习情境中练习社交技能是一回事，让孩子在现实生活情境中有效地应用这种技能是另一回事。要想确保孩子使用他们所学的东西，通常需要那些参与孩子日常生活的人的帮助。家长、老师、助教、食堂工作人员、体育教练、活动指导员，等等，都可以在积极加强孩子的社交技能方面发挥作用。在情况发生时或之前，或之后，这些人都可以通过温和的提醒、引导和正强化来帮助孩子在现实生活情境中有效地应用技能。

在现实生活情境中使用提示的例子

对话技巧可以与治疗师或老师一起练习，也可以在有指导的团体中练习。然而，真正有效的学习只会发生在现实生活的情境中。在日常生活中照顾孩子的人可能需要提醒孩子，应该如何在现实生活中使用技能。例如，老师注意到一个同学穿着一件印有超级英雄图案的衬衫，幸运的是，老师知道某个孤独症孩子也喜欢这个超级英雄。在这种情况下，老师可以说这样的话来提示孩子："嘿，我看到乔穿了一件带有超级英雄图案的衬衫，你不是也喜欢那个超级英雄吗？我有个主意。你过去问问乔，他有没有看过那个最新的超级英雄电影？"如果孩子这样做了，老师就可以温和地强化孩子的这一行为，并就如何互动给出一些建议。例如，在互动之后，老师可以这样说："乔也看了那部电影吗？"假如孩子给出肯定的回答，老师就可以说："太好了，现在你知道了，你们都喜欢这个超级英雄。也许你们可以一起去看下一部电影！"

• **对积极的社交行为给予适当的表扬**。孤独症孩子有时会觉得好像总是有人说他在社交场合做错了什么，他一再听到的是"你从来不知道改变话题""你需要更多的目光接触"，以及"声音小一点"。为了纠正他们在这方面的认识并帮助他们建立自信，如果他们在社交场合做了正确的事情，一定要告诉他们。适度的表扬可以让孩子知道哪些行为对社交是有益的。向孩子指出他所做出的积极行为，并且解释为什么这种行为是有用的。例如，如果你观察到一个孤独症孩子在听别人说感兴趣的东西（而不是只顾谈论他自己的兴趣），你可以这样表扬他："哇！你停止谈论火车，听皮特谈论他的假期，真是太好了。现在你对皮特有了更多的了解，他也知道了他可以和你谈论不同的事情。"

• **为孩子寻找有趣的社交活动**。孤独症孩子经常需要鼓励才能去参加活动，所以要确保这个活动是他喜欢做的（或者是他可能会愿意做的）。重要的是要避免让孩子参加他讨厌或不感兴趣的活动。如果一个孩子真的不喜欢某项活动，在他参与这项活动时，就没有动力去与人互动，这种体验可能是消极的。孩子喜欢的活动（至少在一开始）可能不是传统意义上的社交活动，但是任何让孩子尽量参与有相似兴趣的同伴在的活动的尝试都是朝着正确的方向迈出的一步。

• **教授反欺凌的技能。**社交技能方面的困难使孤独症儿童更容易受到欺凌。这些经历不仅本身令孤独症儿童痛苦,还会让他们更害怕所有的社交场合。教授识别和防止欺凌的技能可以帮助他们不那么容易受到伤害。

了解什么是欺凌

有时,孤独症儿童很难理解开玩笑和欺凌之间的区别。对孤独症儿童来说,了解欺凌发生的迹象是很重要的。身体欺凌通常很容易识别,但更微妙的欺凌形式则很难判断,如在孩子背后窃笑,孤立孩子。可以教孤独症儿童学会分辨欺凌和非欺凌的线索和因素,其中包括肢体语言、语气、孩子和潜在的欺凌者之间的关系、其他孩子是如何参与其中的,以及欺凌发生在哪里。但即使孩子向我们提供了这些线索,我们也很难知道他们是否受到了欺凌,可能还需要根据成年人或孩子信任的同伴的观察汇报来了解实际情况。

知道向谁举报欺凌行为

每一个儿童(包括孤独症儿童)都要知道,遇到欺凌行为时必须向一个值得信赖的成年人报告。孤独症孩子可能需要帮助才能知道他应该向哪些成年人报告欺凌行为。你可以为他列举一下学校里这些人的名单,包括老师、辅导员、校医和校长等。确保孩子有一个后备计划,以防当欺凌发生而他最信任的成年人不在身边时,他知道该如何应对。此外,确保孩子知道向家长或监护人报告任何事件,强调有必要立即报告任何可疑的欺凌行为。

知道如何应对欺凌

受害者的激烈反应往往会让欺凌者更加嚣张。对于恃强凌弱者来说受害者的任何情感反应可能都是一种胜利,无论是哭泣、生气,还是大打出手。一定要让孩子知道，他们应对欺凌者的方式是会产生不同影响的。一般来说，冷静和有些超然的反应效果最好。要强调的是，强烈的情感回应——即使是愤怒——也会让欺凌者回头再来。然而，重要的是要让孩子明白，他们从来不是引发欺凌行为的原因（无论他们如何回应），还有，即使他们成功地挫败了欺凌行为，也应该报告。

和其他孩子在一起的重要性

恃强凌弱者倾向于针对形单影只的孩子。孩子避免被欺凌的一个方法是自己和其他孩子在一起。欺凌现象最容易发生在上学或放学路上、食堂里和操场上等场合。我们可以让孤独症孩子理解并使用这种策略。这也有助于让他们认识到拥有不同类型的朋友和不同层次的友谊是有用的。让他们知道，和不同的孩子一起玩是可以的，即使他们不是亲密的朋友。重要的是，他们选择的伙伴应该是友善的。

- **注意社交情境中的感觉刺激**。社交情境中的感觉刺激通常很多且强度较高。孩子们倾向于在嘈杂、拥挤、充满刺激的地方一起玩耍。然而，对于孤独症孩子，处理感觉输入可能是社交环境中最具挑战性的部分。在第五章中讨论的许多策略都可以并应该在必要和适当的社交场合中使用。只要有可能，提前帮助孩子计划和准备他将如何应对社交情境中的感觉敏感问题。在进入更刺激的情境之前，可能有必要从感觉刺激相对较低的社交互动开始适应。

- **强调各种类型的社交互动的优点**。注意不要过分强调"交朋友"是社交的唯一目标。如果孩子没有很多（或任何）亲密的朋友，可能会让他觉得自己在社交方面是个失败者。这也可能会打击他的自信心，让互动变得更加令其生畏。相反，要指出所有的互动都有其好处。例如，可以告诉孩子，即使是像在走廊里跟熟悉的孩子说声"你好"这样简单的事情也是有益的、积极的体验。这种方法有助于激励孩子，而不会造成过度的压力。孩子越放松，他就越有可能以积极的方式互动，最终这将带来更广泛的关系，包括但不限于交朋友。

• **必要时做出迁就**。虽然为孩子提供尽可能多的主流体验很重要，有时也可能需要迁就他，以减轻其社交焦虑，尤其当社交焦虑阻碍了孩子的学业进步时，更要如此。可以采取的迁就措施包括允许他在一些同学面前做口头报告，而不是在全班同学面前；在小组学习时提供额外的支持；在进行野外考察时，确保他与值得信任的同伴组队。考虑到孩子在社交场合的舒适程度可能会随着时间的推移而改变，应定期核查和调整迁就措施。

• **鼓励其他孩子去了解孤独症，帮助孤独症儿童**。对孤独症的了解有助于减轻普通孩子对孤独症儿童的恐惧和误解。同学和邻居的孩子对孤独症了解得越多，他们和孤独症儿童在一起时就会越轻松。懂得这方面的知识有助于普通孩子容忍和接受那些以前看起来奇怪或无礼的行为。他们还会了解到孤独症儿童有很多优点，与之完全可以成为好朋友。宽容和理解有助于让每个人都更轻松，包括孤独症儿童。要想实现这一目标需要坚持和努力。举办某些特定的活动（如孤独症意识提高日）可以是一个很好的开始，但是，关于孤独症知识的普及教育和帮助孩子理解孤独症儿童的特殊需求是一个持续的过程。还有很重要的一点，在与他人讨论某个孤独症孩子的情况之前，一定要征得其父母的同意，并且孩子本人也愿意分享这些信息。

第七章

四号"嫌疑犯"：沟通障碍

言语、语言和其他沟通障碍在孤独症谱系障碍中很常见。这些问题的严重性可能相差很大，有些孤独症儿童可能只有轻微的问题，而有的可能基本上没有语言表达能力。言语、语言和其他形式的沟通是社交情境的核心，这方面出了问题往往会使人际关系紧张。如果不能有效地沟通，就很难顺利地进行社交。沟通对于有效地表达需求也是必不可少的。考虑到沟通在日常生活中的重要作用，这方面的任何障碍（从轻微到严重）都可能会导致高度的沮丧和焦虑。

特别注意

本章并不是要取代言语和语言领域的专业评估或建议。任何关于言语和语言发展的问题都应该得到专业的评估。言语和语言策略应该基于一个全面的个性化方案，由一个合格的言语语言治疗师监督执行。

沟通方式可以进行多种分类，一个广泛的分类是将其分为言语方式和语言方式。言语方式是指为沟通而发出有效的声音，而语言方式是指我们使用文化上公认的代码（我们的语言）进行沟通。语言可以分为三类：表达性语言、接受性语言和语用性语言。我们将在下面分别探讨这些方面能力欠缺的表现，但需要注意的是，孩子往往会在多个方面遇到困难。

言语障碍

患有言语障碍的孩子在发出有效的语音方面有困难。可以用多种方法对语音错误进行分类。两种常见的言语障碍是发音障碍和语音障碍。发音障碍的问题出在通过有效的肌肉运动形成语音的机械过程中。语音障碍的问题出在大脑有效地组织和混合语音这一方面。

下面是一些言语障碍的例子：

- 用一种语音代替另一种语音，如把"red"说成"wed"
- 扭曲语音，如把"sleep"说成"shleep"
- 漏掉语音，如把"three"说成"tree"
- 增加语音，如把"black"说成"b-uh-lack"

这两种障碍可能会分别出现，也可能会一起出现。需要注意的是，大多数孩子可能只在学习说话时会遇到语音方面的困难，但是对有言语障碍的孩子来说在学话阶段之后这个问题仍然存在。

言语障碍通常会给孤独症儿童带来沮丧和焦虑。无法及时说出正确的话语可能会让听者困惑不解，甚至会不耐烦。说话费劲的人可能会察觉到听者的困惑，会变得焦虑，因为他知道自己没有把观点表达清楚。当孩子被要求重复自己说过的话时，就会非常焦虑和沮丧。随着时间的推移，孩子可能会在所有的社交场合中变得越来越焦虑，因为他担心自己不被理解。当一个孤独症孩子对某件事感到痛苦时，言语障碍尤其成为问题。焦虑可能使讲话更加困难，孩子无法表达问题所在，也无法寻求帮助，就会越来越痛苦。

表达性语言障碍

表达性语言是我们使用文化上公认的代码（我们的语言）向他人传达信息的方式。语言处理和使用方面的困难是孤独症儿童的普遍问题。语言的概念本身——我们用声音的组合来表示意思——就是抽象的，而孤独症儿童往往难以理解抽象概念。语言处理需要大脑的不同部分以一种流畅、协调的方式协同工作。大脑的这种能力通常被称为"连通性"（connectivity），孤独症儿童在做依赖大脑连通性的任务时往往会遇到困难。

表达性语言障碍影响孩子表达自己的能力。这会在很多方面影响语言，包括但不限于：

• **语言的语法结构**。例如，不正确的动词变位，把英语中动词"go"（去）的过去式"went"说成"goed"，或不正确的名词复数，如把"mouse"（老鼠）的复数形式"mice"说成"mouses"。他们还可能会遗漏发挥语法功能的虚词，如把"I go to school today"（我今天去上学）说成"I go school today"。

• **词汇量和找词能力**。例如，很难扩展词汇量，无法找到合适的词来表达自己的想法。

• **详细阐述**。例如，难以用语言描述细节或详述一个想法，只能说出短的、不连贯的、过度简化的句子或短语。

• **语言效能**。孩子可能无法用语言有效地表达自己的观点。例如，他可能会拐弯抹角地说话，怎么也抓不住要点。

和言语障碍一样，在社交情境中，表达性语言障碍会使孩子的焦虑变得更加严重。表达性语言障碍也会造成孩子的挫败感，孩子的理解和表达之间存在出入。这在学校里尤其令人沮丧，因为在学校里，人们常常根据一个孩子表达知识的能力来判断他的知识水平。换句话说，孩子心里知道，但未必能够表达出来。随着孩子进入高年级，学业的要求越来越依赖对语言的掌握。对于孤独症孩子，挫败感可能会因此而加剧。

接受性语言障碍

接受性语言指的是我们对他人试图向我们传达的信息的理解程度。有这方面问题的人很难理解和处理来自他人的信息。有接受性语言障碍的孩子对于别人说的话不能有效地整理和 / 或理解，因此可能会给人留下一种没有认真聆听的印象，他无法正确回答问题（因为他无法理解问题），也无法遵循口头指令。此外，他经常误解问话，导致回答离题。此外，接受性语言障碍通常会造成对语言处理的延迟，听者接收的时间要比说话者表达的时间晚两到三个句子。这种时间上的不匹配会很快让说话者和听者都感到困惑。

接受性语言障碍在某些情况下会恶化，其中包括：

- 当有令人分心的背景噪声时
- 当说话者语速太快时
- 当说话者有很多情感表达时
- 当有多个说话者时
- 当说话者使用复杂的词汇和 / 或句子结构时
- 当听者不熟悉说话者时

接受性语言障碍通常会给孩子造成困惑，而这种困惑反过来又会迅速导致沮丧和焦虑。这种困惑也会导致社交中的误解，而这些误解会让社交变得尴尬。随着时间的推移，这些尴尬的经历会积累起来，产生或加剧社交焦虑。孩子很难从这些经历中获益，因为他们不知道哪里出了问题。

接受性语言障碍也会使支持、引导或安慰孩子变得更加困难。当孩子看起来很痛苦时，我们自然会想用许多话来安慰他们。然而，这可能（无意中）产生相反的效果。孩子可能会因为在语言处理方面的困难而无法应付（因为我们说话很快并 / 或说了很多），这样一来，他的焦虑会恶化而不是好转。同样，在试图改变孩子的行为时，对他说太多的话也会让情况变得更糟。事情发展的顺序可能是这样的：

孩子表现出问题行为 →	成年人试图用大量的语言（用推理、逻辑和／或指出后果）来阻止这种行为 →	孩子无法理解成年人在说什么 →	孩子变得困惑和焦虑
			↓
孩子完全失去行为控制（崩溃） ←	孩子的困惑和焦虑变得更加严重 ←	成年人用更多的语言来试图阻止这种行为 ←	孩子的行为变得更糟糕

虽然尝试用语言来教育和引导孩子是很自然的，但有时少用语言比多用语言要好，尤其当有接受性语言障碍的孩子不能有效地处理语言时。

语用性语言障碍

语用性语言是指我们如何在社交情境中理解和使用语言。一些语用性语言技能的例子包括：

- 使用目光接触和肢体语言来传达情感和社会意义。
- 根据社交情境改变声调和音量。例如，对权威人物使用正式的语气，而对朋友使用随意的语气。
- 改变语调和音量来传达社会／情感意义。例如，音量提高来表示兴奋，音量降低来表示悲伤。
- 理解言外之意（如讽刺、暗喻、明喻、夸张）。
- 根据被广泛接受的社交规范开启、维持和结束对话。

在语用性语言技能方面存在困难对于孤独症儿童来说很常见，[1]这会对他们

---

① 注意，在美国精神病学会（APA）制定的《精神障碍诊断与统计手册（第5版）》（Diagnostic and Statistical Manual of Mental Disorders-Fifth Edition）中，社交（语用）沟通障碍是对那些在社交方面有沟通障碍但不符合孤独症标准的儿童的诊断。然而，这并不意味着孤独症孩子不会出现语用沟通困难。

的社交互动产生直接影响。问题可能来自孩子在社交场合与他人沟通的方式，也可能来自理解他人沟通的方式。一些语用性障碍的例子包括：

- **无论在什么环境和场合，都大声说话**。例如，一个孤独症孩子正和他的父母一起在收银台排队，他以别人都能听到的声音说："妈妈，为什么那个人身上这么臭？"

- **不能读懂别人正在失去兴趣的暗示**。例如，一个孤独症孩子喋喋不休地给另一个孩子介绍火车。另一个孩子开始把脚动来动去，把目光转向别处，并且开始打哈欠。孤独症孩子意识不到是时候把谈话转移到听者更感兴趣的话题上了，仍然继续谈论火车。

- **不能理解言外之意**。例如，一个孤独症孩子正和同学们一起吃午饭。他们开始讨论家庭作业。一个孩子以嘲讽的语气说："是的，这就是我所需要的，一大堆家庭作业。我最爱家庭作业。"孤独症孩子问道："你为什么需要一大堆家庭作业？为什么最爱家庭作业？"结果大家都疑惑不解地看着他。

在上述三个例子中，语用性语言障碍都对孩子的社会交往产生了负面影响。不能有效地使用或理解语用语言常常会在社交场合造成尴尬，而这种尴尬会导致他们被同龄人孤立，甚至被排斥。有时，由语用性语言障碍造成的误解可能会给孤独症儿童带来大麻烦，例如，和权威人物说话时不知道调整语气，无意中冒犯他人，不能分辨什么时候有人在利用他们等。

对策和措施

言语能力和语言能力是相互联系的，通常情况下，孤独症儿童在以上讨论的所有（或大部分）领域都有多种障碍。因此，许多言语 / 语言策略可以帮助孩子跨越多个障碍领域。下面描述的单个策略通常涉及多个领域。重要的是要根据每个孩子的情况调整策略，使之为言语和语言治疗的目的服务。

- **使用视觉支持**。孤独症儿童往往是视觉学习者。这意味着相较于听觉，他们更容易理解视觉呈现的信息。视觉呈现可以采用多种形式，如照片、图画、符号、图标、演示等。这些类型的视觉支持可以帮助弥补语言障碍。视觉支持可以用来增强所有形式的言语和语言，包括表达性语言、接受性语言和语用性语言。下面是视觉支持的一些具体方式：

- 解释行为规则和指导方针

例如，在学生的桌子上放一幅黑白图片，提醒他一些基本的规则，如"保持安静""举手"和"上课时坐在座位上"，见下图：

保持安静	举手	坐在座位上

- 提醒孩子行为的后果

在这方面使用视觉支持的一个常见例子是用"星星"或"贴纸"表示获得奖励。孩子每完成一项任务就会得到一颗星星一枚贴纸。当孩子获得一定数量的星星或贴纸时，就可以"兑现"更大的奖励。星星或贴纸不仅本身具有激励作用，而且是孩子朝着更大奖励的目标前进的清晰视觉展示。除了奖励，视觉支持也可以用来表明被期望的行为。

使用视觉支持来督促孩子刷牙的图表可以这样设计：

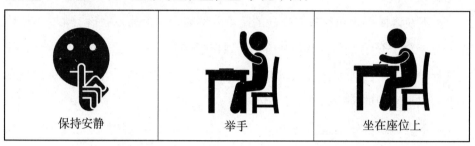

时间→	周日	周一	周二	周三	周四	周五	周六
5 x ★ = 🍿							

这里有三个主要的视觉支持：

1.刷牙的图片代表你所期望的行为。

2. 星星的图片代表孩子每天刷牙就可以得到的奖励。

3. 爆米花和电影票的图片代表如果孩子在七天内至少获得五颗星就会得到的奖励（去看电影）。

视觉提示的复杂程度取决于具体情况和孩子的发展水平，但是无论多么复杂，重要的是要清晰，让孩子能够理解。确保孩子理解视觉提示的含义，避免使用背景杂乱的视觉提示，这可能只会减损你想要传达的信息。

· **解释指令**。视觉支持也可以使指令更清晰。可以使用视觉支持发出单一的指令，如用图片告诉学生"圈出正确的答案"或"翻页"。也可以以可视化的形式逐步列出一整套指令。这可以帮助孩子把一个大任务分解，也可以帮助孩子理解任何原本令其困惑的词语或概念。视觉演示和角色示范也是解释指令的可视化方法。对于孤独症学生，展示他们该做什么比告诉他们该做什么更有用。

· **帮助孩子表达情感**。有很多方法可以帮助孤独症儿童进行交流，可以是高科技的解决方案，如使用电子触碰式语音生成器，也可以是通过手势和图片。无论使用哪种方法，重要的是能够帮助孩子及时地表达感受，并在感到痛苦时请求帮助。电子设备上的按钮（或屏幕上的图标）代表不同的感受词或短语（如表示"紧张"或"沮丧"的按钮）。当孩子按下按钮时，其他人就会知道他陷入了焦虑或需要帮助。还有一种上面有不同面部表情的"感受条"。当感到不适时，孩子可以指出代表他的感受的表情符号，这样其他人就可以提供支持或帮他消除不适感。重要的是要记住，即使是语言能力强的孤独症儿童，当他焦虑时，也可以使用某种形式的视觉支持来进行沟通。当孩子感到痛苦时，可能很难想到该说什么，手边有一个快速而简单的视觉支持系统可以帮到他以及支持他的人。

· **提醒孩子可用的应对策略**。利用视觉支持也可以提醒孩子使用他学过的应对策略，如进行深呼吸或从一数到五。这些视觉支持可以放在孩子能经常看到的地方（如桌子上），或者在需要的时候给他。视觉支持也可以用于整个儿童群体。例如，老师可以在教室前面放置视觉支持系统，提醒所有学生焦虑或沮丧时放松的方法。视觉支持也可以用来向学生们展示他们可以放松的地方，例如，通过一幅画来提醒学生教室的"放松角"在哪里。

• **帮助孩子适应新的环境**。使用视觉支持还可以帮助孩子适应新的环境，从而减轻痛苦和焦虑。例如，孩子可以通过事先看图片或视频来为新环境做准备。这对于搬到新家、转到新学校或准备看医生等情况尤其有用。视觉支持可以帮助孤独症儿童了解在新的情况下会发生什么，这样一旦他碰到这种情况，就会感到踏实。在进入新环境之后，视觉支持还可以帮助他熟悉环境。例如，可以用清晰的图片解释特定地点的作用（如在浴室门上挂一幅浴室的画，在餐厅门上挂一幅食物的画）。

• **多给孩子一点时间并适时总结**。有时要给孩子一点额外的时间让他表达。重要的是要避免打断孩子或替他把话说完。如果你不确定孩子说了什么，可以总结一下，以确保你的理解是正确的。当一个孩子跟你说的仅仅是些片段，你可以以此作为线索，帮助孩子把这些信息放到一个有意义的背景中。例如，如果你问孩子这个周末做了什么，他说"游泳""沙子恶心""游戏赢了"，你可以猜想一下，然后说："哦，听起来你去了海滩。对吗？"如果孩子指出你的猜测是正确的，你可以问一些具体的问题来继续对话，例如，你可以问他："波浪大吗？"

• **使用简化语言**。简化语言是将一条信息分解成几个关键词的过程。当你试图引导孩子或帮助他在痛苦时冷静下来时，使用简化语言尤其重要。如果你说得太多，以孩子现有的语言处理能力他可能无法应付。当这种情况发生时，信息将无法传递，孩子可能会变得更加焦虑和痛苦。

有一个九岁的孩子正准备去参加一个家庭聚会。她差不多准备好了，就差穿袜子和鞋子了。他们比预定的出门时间晚了几分钟，所以家长说（大声、快速、带着紧迫感）："走吧，要迟到了。别忘了上次我们就迟到了，我们到的时候，生日歌已经唱过了，你姑姑可不开心了。你表弟总是按时参加你的派对，你可不能迟到，要不就不公平了。迟到太尴尬了，我可不想再迟到了。"

在这个例子中，家长说了太多的话，而且有很多不同的信息需要孩子去处理。尽管说了这么多,这位家长还是没有说清楚孩子到底需要做什么(那就是穿上袜子和鞋子)。相反,家长说得非常抽象,与孩子的需求也不太相关,比如"迟到太尴尬"这样的说法就太含糊,孩子无法有效处理,尤其是在他有压力的时候。

在这个例子中,简化语言可能会有所帮助。具体如何表达将取决于孩子的年龄和语言能力。无论是什么年龄段,关键是将信息分解成几句话,准确传达你想说的意思。

- **例一**:家长走进房间,给孩子一双袜子,说:"穿袜子。"孩子穿上袜子。接着家长给孩子一双鞋,并说:"穿鞋。"孩子穿上鞋子,家长说:"现在准备好了。"

- **例二**:家长走进房间,说:"把袜子和鞋子穿上。"然后安静地等着孩子穿好。

- **例三**:家长走进房间,说:"请穿上你的袜子和鞋子,这样我们才能去参加聚会。你不想错过蛋糕吧。"

第一个例子可能适用于语言能力不太好的孩子。家长除了跟孩子说那些与需要完成的任务直接相关的词语外,几乎没再说其他的。此外,家长还使用了视觉支持,把袜子和鞋子给孩子。第二个例子是一种更自然的说话方式,但重点仍在需要完成的任务上。第三个例子可以用于一个可以处理更多语言的孩子。在这个例子中,家长多说了一个行为结果,但对孩子来说,这个结果是具体的和相关的(获得蛋糕)。

- **以可控的速度传递口头信息**。上文所述的简化语言并非适用于所有情况。要尽可能为孩子树立榜样,说正确的、流畅的语言(而不是听起来像机器人在说话)。而且,一定要注意信息传递的速度,尤其是当你试图解释许多不同的概念或指令时,有时只要放慢语速就可以了。然而,与其一个词一个词地往外蹦,不如简短地表达主要思想。你要注意的是信息传递的速度,而不仅仅是说话的速度。在转向下一个主要观点之前,要给孩子足够的时间处理你所说的内容。

那么，"我该什么时候放慢速度呢？"可以从孩子身上寻找他没有跟上你或仍在处理前一句话的线索。如果孩子一副迷惑不解的表情，注意力不集中，烦躁不安，以及有不相关的各种反应，这都表明你可能需要放慢信息传递的速度了。

- **在关注语言的同时关注注意力**。注意力是理解语言的第一步。如果孩子没能仔细听口头指令，那么他就不能正确地处理信息。因此，在和孩子说话之前，一定要确保他的注意力集中，并时不时地检查孩子是否一直在关注你，直到你讲完为止。一些有助于提高注意力的策略包括：

- 目光接触（但如果孩子觉得目光接触令他不舒服，就不要强行与他目光接触）。

- 称呼孩子名字。

- 当孩子需要集中注意力时，尽量减少干扰。

- 在群体中，如在教室里，让孩子靠近说话人，并确保他能看到说话人。

- 偶尔让孩子重复或重新表达你说过的话，以确保他在注意听。

- **在规划社交活动时，考虑对语言处理的需求**。语言处理能力是计划社交活动时要考虑的一个重要因素。在需要大量交谈或倾听的社交场合中，孤独症孩子可能无法应对自如。以下因素可能会对孩子在社交场合中的语言处理能力提出更高要求：

- 孩子的数量。一般来说，人数越多，对语言处理的要求就越高。

- 其他孩子的语言能力。和一群有使用复杂和抽象语言能力的孩子在一起，对孤独症孩子来说可能特别具有挑战。成年人和年龄稍大的孩子经常调整他们的语言和对话模式来适应孤独症孩子。然而，年龄相仿或更小的孩子可能意识不到需要做出这些调整。

- 分散注意力的因素。在有很多干扰的情况下，孤独症孩子很难处理语言。例如，过多的噪声会使他们难以听到、理解和处理信息。噪声会分散孤独症孩子的注意力，尤其是如果这个孩子也有听觉处理困难（这在孤独症儿童中很常见）。其他类型的干扰（光线、气味、频繁变化的活动）也会让他们更难集中注意力，不能有效处理语言。

当然，你不可能去除一个社交场合中所有具有挑战性的因素，你也不想这么做。孩子克服挑战才能成长。就像计划任何类型的活动一样，关键是要有挑战性，但不要让人不知所措。这将使孩子在自然和主流的环境中自信地发展他的语言能力。

• **把语用性语言干预和社交技能训练结合起来。**语用性语言和社交技能是密切相关的。许多语用性语言技能对于成功的互动至关重要。因此，这方面的技能培训应该被纳入旨在提高社交技能的项目中。一些既涉及语用性语言又涉及社交技能的技巧包括目光接触、调节音量、改变语气来表示重点，以及对话技巧。言语和语言治疗策略和目标应该是儿童社交技能项目的重要组成部分。语用性语言干预将有助于缓解儿童在社交场合中因难以使用语用性语言而产生的焦虑。

• **迁就和支持。**为解决孤独症儿童的语言需求，就需要在对他们的迁就中进行干预。给学生一份课堂讲稿，用口头和书面的方式指导写作业，允许使用辅助设备等，都属于迁就策略。干预可能包括个人言语 / 语言治疗、群体言语 / 语言治疗、咨询，以及这些的组合。提供给孩子的支持要随着时间的推移而改变，因为他们的需求会改变。重要的是，全面支持方案应由合格的言语语言治疗师监督执行，目标和策略应在各种情况下保持一致。在需要发挥语言技能的时候，孤独症儿童通常会产生焦虑，而这种全面支持方案将有助于减少这方面的焦虑。

第八章

五号"嫌疑犯"：任务受挫

有些孤独症儿童在智力、某些学业方面天赋异禀。然而，大多数孤独症儿童在学校或日常生活的某些方面会遇到困难。在有些方面，孩子的长处能够帮他克服弱点，取得成就。在有些方面，孩子可能需要支持才能取得成就。然而，还有些方面的损害不能轻易补偿或通过提供的支持得以消除。在这些方面，孩子可能会因为无法完成某项任务而变得沮丧和不知所措。当这种情况发生时，焦虑可能很快就会随之而来。这种焦虑接下来就会导致孩子拒绝任务或出现问题行为。

任务受挫并不仅在学业方面容易遇到，在很多时候都会出现，包括玩游戏时，穿衣服时，做手工时，社交时，等等。在所有这些情境中，这种沮丧都会导致焦虑，影响行为。

下面描述了一些孤独症儿童常会遇到困难的领域。当然，并不是每个孤独症儿童在所有这些领域都有障碍。然而，他们中的许多人会在人生的某个阶段在其中一个或多个领域遇到困难。由障碍产生的整体影响在一定程度上取决于儿童的年龄和发展水平。例如，在早期，运动技能的障碍可能会造成更多的问题，因为这个阶段的孩子在学习使用剪刀和系鞋带等技能。随着孩子年龄的增长，造成更多问题的可能是抽象思考能力的缺陷，因为所学的知识变得越来越概念化。

经常发生任务受挫的领域

运动技能

孤独症儿童可能在粗大和精细运动技能方面都有困难。粗大运动技能通常指的是需要多个肌肉群协调的大动作，包括走路、接球和坐着等。这方面的问题会影响孩子在体育课上的表现或参加体育运动。精细运动技能是指灵巧的小的身体动作，包括使用剪刀、系鞋带和写字等。精细运动技能能力可以影响到很多方面，包括学业、日常生活和课外活动。无论是在学校里，还是在学校外，孩子都可能会有与这两种运动技能相关的挫折感。

执行功能技能

执行功能被认为是"大脑的管理者"，控制我们如何关注、计划和组织信息，帮助我们思考和反思我们的想法。执行功能方面的问题使人难以组织信息和应用知识。这在孤独症儿童中相当常见，在有其他神经或发育问题的儿童中也很常见。下面这些例子可以说明执行功能对于孩子在学校的表现有很大影响：

• 学生没有很好地安排自己的学习时间，因此在一次考试中成绩远没有体现出他的实际水平。

• 学生花了很多时间学习，但学错了内容。

• 学生对某一主题了解很多，却不能在文章中组织这方面的信息。

• 在标准化的多项选择题考试中，学生把答案写错了地方。

从上面的例子中可以看出，执行功能方面的困难常常会造成孩子的实际能力与他展示或应用这些能力之间的差异。这不仅阻碍了孩子充分发挥他的潜能，而且也是压力和焦虑的主要来源。如果孩子始终不能充分发挥自己的实际水平，就会削弱自己的信心和学习动力。

抽象思考能力

抽象思考能力对于中学及以上阶段的孤独症学生往往更是一个问题。在此之前，很多学习内容可能都基于记忆具体的、事实性的信息，而这往往是孤独症学生所擅长学习的。而在进入高年级之后，更强调抽象的、概念性的思考能力。孤独症学生有时很难理解抽象的信息，尤其难以理解社会和情感概念。相对于记忆和回忆事实性的信息，在需要表达观点时，他们往往会遇到更大的困难。

以下是对具体任务和抽象任务之间区别的说明例子：

- **具体任务：** 说出亚伯拉罕·林肯担任总统的年份。
- **抽象任务：** 假如你是亚伯拉罕·林肯，请描述一下你在内战期间当总统是什么感受。

具体问题是事实性的，因此是可以证实的。孤独症学生通常觉得这多少有点欣慰。当一个问题只能有一个答案时，这也让他们感到欣慰。抽象问题通常没有单一或明确的答案，你可以有无数种答案。这让孤独症学生常常觉得不安，难以理解。此外，例子中的抽象任务要求回答者站在亚伯拉罕·林肯的立场，而对于孤独症学生，理解其他人的情绪状态是很困难的。

一定要记住，抽象思考能力是可以教授和学习的。随着时间的推移，通过实践和获得他人的支持，孤独症学生可以更加熟练地掌握抽象信息。然而，在学习过程中，这是一个经常导致沮丧和焦虑的领域。

阅读理解

孤独症学生通常可以学会流利而准确地阅读，许多人很早就学会阅读了。然而，他们在理解所阅读的内容时往往会遇到更多的困难。在理解整个故事以及材料如何与自身或其他情况相关联方面，情况尤其如此。当学生需要从故事中提炼主题，而不是寻找事实时，阅读理解可能会变得越来越具有挑战性。孤独症学生可以在这方面有所提高，但他们可能需要额外的支持和指导，尤其是当阅读作业由理解事实转变为理解概念时。

写作

在写作方面孤独症学生经常会遇到困难。随着年级的提高，老师更多地依靠书面回答来确定学生学到了什么。对那些虽然掌握了学业内容但不能通过写作表现出来的学生，这尤其令人沮丧。

写作能力取决于许多不同的技能。孤独症学生在某些能力方面的欠缺都会导致他写作困难，这其中包括运动技能、执行功能技能和抽象思考能力。

- **写作和运动技能：** 有精细动作障碍的学生经常在写字时遇到问题。这些孩子必须付出额外的努力才能把字写出来，并保持适当的间距。对于有精细动作问题的学生，抱怨写字时身上会疼痛并不罕见。随着这些困难的增加，学生可能会尽可能简短地作答，有时甚至拒绝作答。

- **写作和执行功能：** 随着写作任务长度的增加，对执行功能技能的要求也越来越高。较长的写作（如论文或报告）需要全面布局和计划。学生必须连句成段，连段成篇，同时还要确保要点没有被重复或遗漏。执行功能受损的学生很难做到。他们的写作作业可能看起来很零碎，缺乏连贯性，看的人可能会看不明白。

- **写作和抽象思考能力：** 写作时通常需要一些抽象思考，特别是当学生进入高年级时。例如，学生可能会被要求想一想并写一写故事是如何与他们自己的生活相关的，或者是比较故事中人物的性格特征。对于孤独症学生，即使是基本的写作要素（如"主旨""主题"或"主题句"）也有点抽象，可能会让他们感到困惑。

日常生活技能

日常生活技能包括穿衣、洗澡、整理衣服、准备晚餐等。如果孩子在运动技能方面有问题，特别是在运动计划和灵活性方面，那么他的日常生活技能就会受到影响，比如系鞋带、扣扣子、刷牙、梳头等。如果孩子的平衡能力或协调性不佳，那些需要大运动技能的任务完成起来可能会很困难，如取回洗好的衣服或打开包装箱。需要执行功能技能、组织和计划的任务可能很难完成，如准备晚餐、洗衣服。顾名思义，日常生活技能涉及每天（或几乎每天）都需要做的事情。因此，如果孩子在执行这些类型的任务上有困难，那么他很可能会在很多时候感到受挫。日常生活技能对于帮助孩子变得更加独立至关重要，这些方面的问题会加剧孩子和那些支持他的人的受挫程度。

体育运动

在平衡、协调和运动技能方面有问题的孩子可能会发现参加运动和上体育课很具有挑战性，有时甚至令人沮丧。除此之外，运动方面还有其他问题可能会使孤独症儿童特别沮丧。例如，团体运动项目通常需要良好的执行能力。参与者必须知道其他队友在做什么，他们必须根据快速变化的场上表现不断改变自己的动作。由于执行功能技能受损，孤独症儿童通常难以做出快速转变。团体运动项目也需要队友之间相互沟通，孤独症儿童在这方面的问题也很多。例如，队友之间经常要进行非言语沟通，这样才能不被对手识破，像用肢体语言来表达"把球传给我"。孤独症儿童可能不会注意到这种暗示。出于这些原因，孤独症儿童在进行体育运动时可能会十分受挫，这会让他不想做任何运动，甚至不想去上体育课。

电子游戏

你可能不认为玩电子游戏是一种重要的生活技能，但你可以问一下孩子！尽管我们可能不喜欢（当然也有权利加以限制），但有许多孩子玩电子游戏（和使用电子产品）是一个不争的事实，孤独症孩子也不例外。这些游戏可以给孤独症孩子带来很多乐趣，如果玩法得当，甚至具有一定的社交价值，但是也会使他们产生挫折感。虽然运动技能不足可能是这种挫折感出现的原因之一，但另一个常见原因似乎是，玩游戏并没有如预期般顺利。例如，孩子没有达到他所希望的目标，如达到一个特定的级别或获得一定数量的点数，或者可能是出了技术问题（如程序出了问题，控制器不能正常工作，游戏结果不能正常保存，或者是断电）。不管是什么原因，父母们都知道孩子玩电子游戏时的受挫感会在家庭中造成紧张气氛。

对策和措施

下面的策略是为了减少与任务受挫相关的压力和焦虑。

• **注意学习方面的差异或缺陷。** 重要的是要知道孩子在哪种技能上遇到了困难。在很多情况下，孩子的技能缺陷在很小的时候就表现出来了。然而，还有一些直到孩子长大后才变得明显。以阅读为例。在年幼的时候，孤独症儿童可能会非常准确地阅读文字。这使他们看起来在阅读方面没有任何问题，或者事实上他们的阅读能力就是很强。但当他们长大后，当被问及阅读内容时，就会发现虽然读得很流利，但是他们并没有完全理解所阅读的内容，这时才发现阅读理解是他们的一个问题。

为了尽早发现问题，跟踪学生的学习进度是很重要的，寻找迹象，发现可能的问题区域。有时孩子们可能会告诉你他们遇到了问题，或者显示出一些迹象，表明他们在某个特定领域遇到了困难。进一步了解孩子是否在每次（或几乎每次）从事某种任务时都会感到受挫。例如，如果孩子每次写作时都感到受挫，那么在写作方面他可能就需要额外的支持。此外，还可以在孩子的考试分数和 / 或作业本中寻找迹象，以发现任何问题区域。

• **庆祝、迁就还是补救？** 如何面对学习问题？这要取决于这个学习问题对孩子的成就和整体生活质量的影响。有时候，对学习方面的差异最好的处理方式是珍惜和支持（庆祝）。有时候你需要以灵活变通的处理方式来减少某个学习问题的影响（迁就）。有时，重点放在努力培养技能上面（补救）。你对庆祝、迁就或补救的不同重视程度取决于学习差异 / 障碍的严重程度，以及它与学业成就和 / 或日常生活技能有多大的直接关系。关于如何处理每个方面的障碍的决定应该是孩子的整体教育和治疗方案的一部分。

何时庆祝学习方面的差异

一些孤独症儿童在学习方面存在差异，如果得到培养和支持，可能会提高他们的成就，改善他们的生活质量。孤独症儿童的学习情况各有不同。但某些特征在孤独症儿童中很常见。根据完成一项工作或任务所需要的条件，这些特征也可以被认为是一种优势，其中包括高度视觉化的学习方式，具有注意细节的特殊能力，对事实信息具有良好的记忆力和回忆能力，能够理解逻辑性的、按部就班的指令。这在某些职业上可以成为巨大的优势。此外，孤独症人士往往拥有一些能力，如不把任务完成决不罢休的坚持，这令他们几乎可以从事任何工作。在就学期间，突出这些优势是很重要的。孩子从中可以发现自己的天赋，增强信心，进而让自己更好地应对其他方面的挫折。

何时迁就学习方面的差异

一些学习方面的差异会影响成就。在许多情况下，迁就这些差异可以帮助减轻由此带来的影响，减少孩子的挫折感，提高成就感。迁就可以是提供辅助设备，也可以是支持策略。常用的一些迁就方式包括：

- 使用笔记本电脑写作业
- 采用特制的书写用具
- 坐在前排
- 额外的考试时间
- 语音识别程序
- 声音通信设备
- 检查作业
- 佩戴降噪耳机

这些迁就措施并不会给孤独症学生带来令他人不公平的优势。相反，它们可以帮助孤独症学生达到与其能力相称的水平。

何时补救学习方面的差异

在迁就的同时，也可以通过教育和治疗来补救。通常，这是通过课堂策略和治疗支持（作业治疗、物理治疗、言语/语言治疗）的结合实现的。我们的目标是提升孩子不擅长的技能水平，例如，通过发音练习来提高语言能力，通过多参加体育活动来增强肌肉协调能力，通过社交技能训练来改善互动，以及提供额外的写作辅导。补救措施通常是教育和治疗方案的必要组成部分，但在努力的过程中有时孤独症儿童可能感到沮丧，因为会要求他们完成一些非常具有挑战性的任务。关键是在补救、迁就和庆祝之间找到一个平衡，这有助于他们面对并努力克服困难，完成任务。

- **找到挑战性任务和简单任务之间的平衡。**当孩子受到一定挑战但又不至于被压垮时，学习效果最好。在一天中，可以通过给孩子布置各种任务来减少挫折感，其中包括一些有挑战性的任务和一些容易的任务。如果给孩子太多具有挑战性的任务，孩子可能会因沮丧而不知所措，并因此而无法学习。如果给孩子的挑战性任务太少，孩子可能会感到无聊，不会学到任何新东西。偶尔加入一个非常具有挑战性的任务通常是可以接受的，但要确保他有所准备并为他提供支持。要想恰到好处，就要根据孩子的优缺点，仔细考虑这项任务对他的挑战性。还需要考虑孩子在面对困难任务时的适应能力。有些孩子可能会在挑战中茁壮成长，但有些孩子的进步可能就是循序渐进的。

- **布置任务的时机。**一天中任务分配的时间和任务分配的顺序会对学生如何更好地完成产生影响。当然，会有个体差异，对一个孩子有效的方法可能对另一个孩子就不那么有效，就像不是每个人都能早起一样。需要考虑的策略包括：

- 在一天中的早些时候，在孩子疲劳之前给他挑战性的任务。
- 在孩子完成体育锻炼或课间休息后给他挑战性的任务。
- 在孩子吃完午饭或吃完零食后，给他挑战性的任务。
- 在一周的早些时候，当孩子仍然精力充沛的时候，给他挑战性的任务。
- 在孩子度假回来后不久就给他挑战性的任务，但是要在他重新适应上学之后。

- **教孩子学会向谁求助、何时求助、如何求助。**孤独症儿童想寻求帮助，但可能不知道该向谁、何时或如何寻求帮助。重要的是要让他们知道如何根据情况的不同寻求帮助。孩子应该能够在不同的环境下识别出值得信任的人。例如，在课堂上，值得信任的人可以是助教、课堂支持老师和任课老师。还有在操场上，在午餐时，在休息时，在公共汽车上，在野外旅行时，在朋友家，在运动训练时，等等，孩子都能知道哪些人可以求助。知道什么时候寻求帮助也很重要。可以教孩子辨别他应该立即寻求帮助的情况和他应该先尝试自己解决的情况。最后，教孩子如何寻求帮助。对于语言能力较好的孩子，可以练习一些用来表达请求帮助的词汇或短语。对于语言能力较弱的孩子，可以练习和掌握寻求帮助的非言语方法，如指向图片或符号。此外，通过编程的方式将用来请求帮助的词汇或短语存入沟通设备中。无论使用哪种方法，重要的是让孩子学会如何在不同的情况下使用它们。

• **突出孩子的长处**。孤独症孩子经常要完成他们自认为并不擅长的任务。老是做一些非常困难的事情，这会打击孩子的自信心，进一步加剧孩子的挫折感。为此，不仅要表扬孩子取得的成功和成就，还要给孩子提供让他感到自己是有能力的机会。这种方法有助于孩子克服挫折感（请参阅第十一章"拥抱优势"，以获得更多关于如何突出优势的建议）。

• **教导和鼓励使用应对挫折策略**。无论我们如何努力保护和支持孩子，他们都会经历挫折，这是不可避免的。事实上，有些人每天都会经历非常严重的挫折。所以，教会孩子们应对挫折的策略和技巧至关重要。不同的技巧适用于不同的孩子，因此，要教给他们各种不同的策略，其中一些将在下一章中介绍。此外，帮助孩子学会如何在不同的情况下应用这些策略也很重要。对孩子应对挫折的行为要给予表扬、鼓励和反馈。

第九章

放松身心的技巧

在本书中，重点一直是家长、老师和治疗师可以为孤独症儿童做些什么来帮助他们缓解焦虑。我们所讨论的许多策略都强调如何通过改变环境来预防焦虑，或至少尽可能减少焦虑。然而，这并不能解决所有的问题。孤独症儿童必须学会识别和应对焦虑。这一点很重要，为什么呢？

孤独症儿童的身边不可能总是有人能给予其支持，帮助他们走出困境。对孤独症儿童提供支持的一个重要内容是找到焦虑的触发因素，并在情况变得麻烦之前做出改变。然而，有时事情并不按照计划进行。有时候，提供支持的人可能不太了解孩子，也找不到触发因素。此外，有些触发焦虑的因素可能很微妙，即使是非常了解孩子的人也可能会疏忽。有时候即便身边的支持人员经验丰富，可能也很难跟踪所有正在进行的事情，尤其是在大环境中。因此，虽然支持人员非常努力，他们未必总是能够抓住每一个触发点。如果学会识别引发焦虑的因素并学会如何处理，孤独症儿童甚至可以在没有支持人员或支持人员没有意识到有什么事情困扰着他们时加以应对。

我们不可能消除所有压力和焦虑的来源。无论我们如何努力改变环境来预防焦虑，我们都不可能完全消除焦虑。要控制的变量太多了。我们也不一定要消除所有的焦虑，因为焦虑往往是成长的必要组成部分。在可控范围内，焦虑可以激励我们，为我们的生活提供活力。关键是要学会管理焦虑，这样它就不会压倒我们。这适用于所有人，包括孤独症儿童。

应对能力和独立性是相辅相成的。拥有了应对能力，孩子就能掌控局面，而不是等待别人来解决问题。这有助于提高孩子解决问题的能力，并激励他更加独立。能控制自己的焦虑和摆脱沮丧的孩子更有可能勇于尝试新事物。我们认为，培养孩子的应对能力和培养其他方面的能力一样，对帮助他实现独立都具有重要意义。

学习工具和资源

孤独症儿童学习应对技巧的方法有很多种。为此，我编写了《彻底冷静：保持冷静的完整指南》（*Totally Chill: My Complete Guide to Staying Cool*）。这是一本有关压力和焦虑管理的手册，专门针对有社交、情绪障碍或感觉敏感的儿童，如孤独症儿童。该手册可以在课堂教学、治疗时段或家庭实操中使用。

考虑到应对技巧对解决孤独症儿童焦虑的重要性，我想为本书的读者简要介绍一下我在该手册中讲授的一些基本技巧。虽然这些方法不能代替正式的治疗，但很多都可以在家里或学校里使用，可以作为本书中讨论的策略的重要补充。

介绍应对技巧

如果孩子们不了解应对技巧，或者觉得应对技巧似乎与他们的处境无关，他们就不愿意尝试这些技巧。你可以采取下面的几个步骤，让孩子们理解你为什么试图教他们这些技能，以及这些技能将如何在他们的生活中发挥作用。

• **第一步：解释身体对压力和焦虑的反应**。很多孤独症儿童都对科学有无限的好奇心。因此，如果他们相信这些信息有可靠的科学依据，就更有可能根据这些信息采取行动。幸运的是，压力和焦虑管理技能是可以用科学术语来解释的。通常可以从神经系统如何对压力和焦虑做出反应开始讲起。一定要向他们说明一点，即每个人都会感到焦虑，有些压力和焦虑是正常的（实际上这是生存所必需的）。然后你可以解释当我们有太多的焦虑时会发生什么，以及如何做出应对（见下面的解释）。当然，在解释中你需要调整使用的术语和概念，以适应孩子的年龄、能力和学习偏好。

• **第二步：强调焦虑对生活的影响。**在传授一项应对焦虑的技能之前，提高学习者的学习动力是很重要的。必须有足够的理由去说服孤独症儿童学习和使用应对技能。为了提高孩子的积极性，可以向孩子（尽可能具体地）指出过度焦虑可能会对生活造成的许多不同影响。具体情况因孩子而异，但需要强调的一般影响包括：

• 焦虑让孩子感觉很不舒服。

• 焦虑让孩子很难在学校集中注意力。

• 焦虑会让孩子做出招惹麻烦的行为。

• 焦虑会让孩子睡不好觉。

• 焦虑会让孩子很难和其他孩子一起玩。

• **第三步：强调应对策略如何有助于减少焦虑。**当传授任何应对技巧时，都要解释技巧是如何起作用的。孤独症儿童更容易接受合理和科学的解释。例如，你可以解释深呼吸是如何通过增加流向肺部的氧气来改变身体化学成分的，以及这些变化是如何使身体的状态更为放松的。当然，你需要根据孩子的年龄和发展水平来调整你的措辞。可以通过让孩子重复或重新表达你所说的话，确保他理解了。

• **第四步：打消对这些策略不起作用的顾虑。**学习应对技巧的孩子可能对策略起作用的速度有不切实际的期望。他可能会尝试一两次，然后得出结论说这种技巧没有用，因为他仍然感到焦虑。重要的是要强调，学习管理压力和焦虑需要长时间大量的练习。同样重要的是要解释，应用这些技巧可能不会让人感到完全平静，但它们可以降低焦虑程度。使用数字评分量表通常很有帮助，这样孩子就能通过一个具体的展示方式来了解事物是如何运作的。例如，他可能本来的焦虑程度用数字打分是 9 分（0 到 10 分），而使用一种策略之后，降低到了 6 分。孩子应该知道，随着不断地练习，他的焦虑程度会越来越低。切合实际的期望有助于防止孩子过早放弃。

特别注意

下面对这些策略的简要描述是为了让你了解一些应对孤独症儿童压力和焦虑的技巧。单个的策略并不能替代全面的治疗方案。如果孩子看起来很痛苦或抱怨有任何的身体不适，就不要继续使用正在进行的策略了。

身体放松策略

身体通过我们的自主神经系统来应对压力。这个系统有两个子系统，分别是交感神经系统和副交感神经系统，它们以相反的方式工作。

当我们面临压力或威胁时，交感神经系统让我们的身体做好行动准备，即"战斗"或"逃跑"。交感神经系统开启后，我们的身体会发生以下变化：

- 瞳孔放大
- 心率加速
- 呼吸加快 / 变浅
- 抑制消化（导致恶心或胃部不适）
- 多汗
- 肌肉紧张

副交感神经系统帮助我们的身体在危险的情况过去后回到平静的状态。这会使交感神经系统发生逆转。一些例子包括：

- 让心率降下来
- 放慢呼吸的节奏
- 减少肌肉的紧张

可见，交感神经系统让我们为采取行动做好准备（"战斗"或"逃跑"），而副交感神经系统帮助我们回到休息状态。

当威胁出现或消失时，我们的神经系统会自动做出反应。这听起来似乎完全听命于先天因素，然而，好在我们可以学会控制神经系统的一些反应。如果我们能让我们的身体与副交感神经系统联动起来，那么我们的身心就会更加放松。虽然神经系统的一些反应可能不受控制（如瞳孔放大），但有一些反应我们可以学会更好地调节。放松训练主要针对的两个反应是呼吸加快/变浅和肌肉紧张。

横膈膜呼吸法

我们呼吸的方式受到我们情绪的影响。在心平气和时，我们倾向于缓慢、有节奏地深呼吸。然而，当我们感到焦虑时，呼吸就会变得急促而浅。焦虑时的呼吸会使氧气难以深入肺部，而低氧状态会引发刺激交感神经系统一系列变化。幸运的是，通过练习，我们可以学会控制呼吸。通过学习以更慢和更深的方式呼吸，孩子可以学会如何从恐慌状态逐渐回到平静的状态。

一个久经考验的为肺部提供更多氧气的策略是横膈膜呼吸。膈肌位于胸腔和胃部之间。当动物处于放松状态时，这块肌肉也会处于放松状态。如果人一再地重复这个动作，也可以唤起同样的放松感。放松和降低膈肌可以使肺部完全扩张。这也被称为"腹部呼吸"，因为这个动作会使腹部自然地上升。

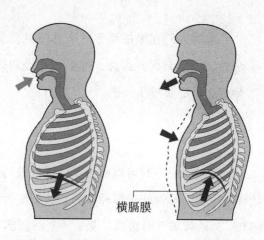

横膈膜

吸气：横膈膜收缩　　　呼气：横膈膜放松

对于不同年龄和发展水平的孩子，有关横膈膜呼吸法的具体指导方法是不同的。对于年龄稍大的孩子，口头指导和示范通常就足够了。下面是我教大一点的孩子横膈膜呼吸的方法：

1.我请大一点的孩子/青少年为我示范"深呼吸"。大多数时候，孩子是用上胸部进行浅呼吸。

2.然后我会解释为什么用上胸部呼吸不能完全扩张肺部。

3. 接着我会解释当我们吸气时，肺部是如何通过让膈肌下降来扩张的。我进一步解释说，当我们以这种方式呼吸时，腹部会自然地在我们吸气时上升，在呼气时下降。

4. 这种技巧有很多变体，但标准做法通常是：（1）慢慢地用鼻子吸气（有些人建议用鼻子和嘴同时吸气）；（2）放松膈肌，这样肺部就可以扩张；（3）屏住呼吸几秒钟；（4）用嘴慢慢地呼出。我通常会躺在地板上，把一个小物体（如一本轻便的书）放在腹部来演示这个技巧。我让孩子特别注意，当我吸气时，书是如何上升的，当我呼气时，书又是如何下降的。我还强调了将嘴唇噘起，慢慢地呼出空气（就像用吸管呼气一样）。

5.然后我让孩子练习这个技巧并提供反馈。

有时人们在做横膈膜呼吸练习时会头晕，尤其是当他们从躺着的姿势站起来的时候。因此，要温和地提醒孩子这一点，并当他起身时站在他旁边，必要时扶一把。

6. 在确保躺下时可以熟练掌握这一技巧之后，我们就可以从坐姿和站姿开始练习呼吸。不管处于哪种姿势，孩子都可以通过将一只手放在肚脐上来获得感知，以确保吸气时腹部扩张，呼气时腹部下降。

7.我鼓励他们在家练习，我们应计划好他们可以在何时何地练习。

注意：网上有很多视频可以帮助你学习这个技巧。很多例子说明了在使用这种呼吸方式时肺部的运作，这对有科学头脑的视觉学习者来说非常有吸引力。

对于年龄较小的孩子，这些技巧和解释可能需要简化。非常小的孩子可能不明白特定的肌肉是如何参与的。有必要向孩子们解释，他们可以用深呼吸把肚子鼓起来。对年幼的孩子使用一些小道具也会很有帮助。例如，你可以把一个小毛绒玩具放在肚子上，并解释如何通过深呼吸带着它"兜风"。你也可以用勺子，假装有热汤或热巧克力在里面。孩子深吸一口气，闻一闻味道，然后对着勺子慢慢呼气，做出吹凉热汤或热巧克力的样子。年幼的孩子可能会感到沮丧，觉得他们"做错了"。如果发生这种情况最好不再跟他们谈论技巧，只教孩子慢慢地深呼吸（以孩子感觉舒服的任何方式）。

将横膈膜呼吸应用于日常生活中

有规律地练习横膈膜呼吸可以帮助降低总体焦虑程度。然而，了解如何在焦虑时使用这种呼吸也很重要。有几种策略可以帮助孩子了解何时以及如何应用这种技能。

• 在练习过程中，指导孩子假装自己处于容易引起焦虑的特定情境中。

• 鼓励孩子在令其紧张的情况即将发生时使用这种呼吸技巧。

• 让孩子周围的人（助教、老师、家长、学校辅导员）提醒他在令其痛苦的情况出现之前或早期阶段使用这种呼吸技巧。

• 让孩子记录下他使用这种呼吸技巧的次数。

• 使用视觉提示（如上面有儿童呼吸或吹泡泡的图片）作为使用呼吸技巧的提醒。把提示放在孩子能经常看到的地方，如他的桌子上或储物柜里。

• 每当你看到孩子使用这种技巧时，用温和的表扬强化一下。之后，你们可以讨论这一技巧的好处，以及将来如何更好地使用。

渐进式肌肉放松法（progressive muscle relaxation, PMR）

当人们感到焦虑时，肌肉往往会绷紧。如上所述，这是我们的身体对交感神经系统被打开的回应。肌肉紧张可能发生在全身，但人们经常说会在某个特定区域肌肉紧张，如颈部、肩膀或下巴。就像我们可以调节呼吸一样，我们也可以学习如何控制肌肉的紧张程度，渐进式肌肉放松法就比较有效。利用这种方法，你把身体的不同部位绷紧，然后放松，专注于前后的区别。你每次只做身体的某个部分（或区域），直到全身都做一遍。觉察出紧张和放松之间的区别是这个练习的重点。通过反复练习，就可以学会如何有意识地控制自己身体的紧张程度。如果坚持练习这种方法，全身的肌肉紧张都会得到缓解。当一个人处于压力之下时，也可以用这种方法来帮助减少焦虑和痛苦。

这种方法有许多变体，可以通过书籍、网络、CD、应用程序和其他媒介获得，其中有一些是专门为儿童和青少年设计的。我想通过谈论身体放松时的感觉和紧张时的感觉之间的区别来介绍这种方法。最好使用能吸引这个年龄段孩子的小道具。例如，可以将机器人与松软的布娃娃比较，或者对比橡皮筋拉伸前后的状态。你也可以让孩子利用他自己想出来的图像（image）来比较这两种不同的感觉。你可以用角色扮演的方式使这种比较展示更加有趣。让孩子发挥自己的聪明才智，的确可以激励他学习和记住这种技巧。

身体扫描（body scan）

在运用渐进式肌肉放松法的过程中，当肌肉绷紧时，有些孩子可能会感到不适。如果是这样的话，通过身体扫描来放松肌肉紧张是一个很好的选择。通过身体扫描，孩子一次只关注身体的一个部位在紧张时的感觉。如果他身体的任何一个部位感到紧张，就要求他有意识地放松这一部位。就像渐进式肌肉放松一样，有许多脚本可以作为指导。有些脚本还融合了其他形式的放松方法，如呼吸、想象。这种方法最好在安静的地方进行，这样孩子就可以完全集中精力在身体的各个部位上。

放松心灵的策略

想象

脑海中想象平静的画面可以帮助你在紧张的时候减少焦虑。通过想象，大脑在某种意义上受到"愚弄"，仿佛你在一个不同的、更放松的情境之中。一些常见的体现宁静的图像包括海滩、森林、彩虹、瀑布，等等。在进入一个完整的场景之前，我发现练习先让简单的图像进入脑海是很有用的，尤其对于孩子来说，"在脑海中想象一些事物"这样的话可能太抽象了，他们无法理解。在这种想象练习中，我尽量诉诸尽可能多的感官体验。我会让孩子想象看到一轮满月，闻到花香扑鼻，感受到微风轻拂脸颊，听到割草机的声音，或者品尝香蕉的味道。在孩子对单个图像进行了练习之后，我们就练习进入一个充满多种图像和感官体验的场景。对孩子来说，最好想象有趣的场景，例如，在游乐园玩耍，或者是想象一袋爆米花在微波炉里爆开。最后，我会转到一些更经典的放松场景，如海滩、森林。以一些缓慢的深呼吸开始练习也会有所帮助。网上和书中都有很多图像脚本，孩子们也可以想象出自己喜欢的场景。

冥想

根据一般描述，冥想是一种专注的意识，可以帮助打破忧虑、焦虑的思维模式。冥想有多种方式，最好让孩子们选择最适合自己的方法。有些人喜欢在冥想时叨祈祷词。祈祷词是指以一种稳定的、有节奏的方式重复说出或默念的话语。有些人可能更喜欢关注一个形象，比如一个发光的球或一个宗教符号。如果是正念冥想，人们不会专注于任何一个特定的事物，而是会努力去意识到当下，让信息（感觉、情绪、思想、身体知觉等）自然地进入或离开意识。大多数形式的冥想的时间通过练习都可以慢慢变长。一开始，孩子可能只能冥想五分钟，但通过练习，时间能够逐渐延长。

身心合作

一些减压活动把放松身心的方法结合到了一起，瑜伽就是一个很好的例子。瑜伽通过将呼吸练习和轻柔地拉伸释放肌肉紧张结合来放松身体。瑜伽也注重放松心灵，通过鼓励平和的专注来强调意识。对孩子们来说，瑜伽体式有一种天然的吸引力，他们喜欢模仿以动物体态或物品来命名的瑜伽动作（如"下犬式"或"树式"）。

应对忧虑的策略

忧虑常常与压力和焦虑相伴而生。当我们被压力压得喘不过气来时，就会陷入忧虑，要想摆脱或减少这种忧虑是非常困难的。这就是为什么要有专门的策略来应对忧虑。以下是一些建议：

• **写忧虑日记**。有时候，仅仅写下自己所忧虑的事情就很有用。让担忧的事情在纸上呈现，自己就不会那么担忧了。有些孩子发现写"忧虑日记"很有用。让孩子留出特定的时间来思考和写下自己忧虑的事情是有帮助的。在把忧虑之事写下来之后，他可以再读一遍，想办法加以应对，然后继续前进。这一技巧有助于防止孩子不断地为同样的问题反复担忧。日记并不一定非要用文字来完成，有的孩子可能更喜欢画画或者是从杂志或互联网上剪切或复制照片。我们可以提供建议，最终让孩子决定对他来说什么是最好用的。

• **制作并使用"忧虑盒"**。这是一个有盖子的盒子，孩子可以自由设计（画画、上色、贴贴纸、涂闪光胶等）。孩子在一张纸上写下或画出他的烦恼，并把"烦恼"放在这个盒子里。一旦"烦恼"被放进盒子，孩子就不用再忧虑它了。在每天的指定时间（通常是临近一天结束的时候），孩子可以从盒子里拿出一个"烦恼"来思考。在思考"烦恼"时关键是要想出有效的解决方法。等"烦恼"被放进盒子里，孩子就不用再为之操心了，直到下次他再把它拿出来。这是一个很有创意的、有趣的方式，可以让孩子获得掌控感，同时也学会何时应该关注某一问题，何时应该放手。

• **发挥想象力**。孤独症儿童倾向于视觉思维。可以利用这种思维方式的优势，发挥想象力来应对忧虑。例如，孩子可以想象他的忧虑被写在一张纸上，他把纸揉成一团扔掉，忧虑也随之被扔掉了。或者，他可以把自己的忧虑想象成一个个肥皂泡，当肥皂泡破裂时，忧虑也随之烟消云散。有无数的方法可以让孩子发挥自己的想象力来摆脱忧虑。家长、老师或治疗师当然可以给出建议，但重要的是让孩子亲自参与这个过程。

刻板的思维方式

正如我们在第四章中看到的，刻板的思维会给孤独症儿童和那些支持他们的人带来挑战。当事情没有按照预期发展时，刻板的思维可能会令孩子变得高度焦虑。这种思维方式也会让解决问题变得更加困难。思维刻板的孩子只能看到一种选择，如果这个选择不起作用，他不能退后一步考虑可能有其他方法来解决问题。这样的情况会导致沮丧，增加孩子的焦虑，从而使他变得更加刻板。前面已经讨论了应对刻板思维的策略。然而，孤独症儿童也要提高自己处理问题的灵活性。下面是一些培养灵活性的方法：

• **帮助孩子认识到解决问题往往不止一种方法。** 当遇到有挑战性的情况或问题时，你可以温和地鼓励你的孩子或学生多考虑一些选择或解决方案。一定要让孩子在这个过程中尽可能多参与，这样他自己慢慢就会想出多种解决方案。

• **如果孩子在寻找多种解决方案时需要帮助，你可以给他一些建议。** 例如，如果孩子忘记从学校带书回家，你可以这样说："好吧，让我们想想该怎么办。我们可以打电话给你的朋友借他的书，也可以给老师发电子邮件，或者我们可以去学校看看，也许还能进去。你觉得呢？你有其他的主意吗？"关键是在保持冷静和乐观的同时，使用清晰的、专注于解决方案的语言。

• **当孩子似乎找不到解决问题的方法时，想办法使用视觉支持来帮助他以更灵活的方式思考。** 使用色码、绘画和图片来帮助孩子看到全局。例如，当孩子做了刻板的、绝对化的陈述，如"我讨厌学校"时，该怎么办？在第四章我们已经对解决方法进行了概括性的探讨，具体方法步骤如下：

1. 列出他所有的课程。

2. 使用视觉符号，如颜色编码系统（如绿色表示"很好"，黄色表示"还可以"，红色表示"不喜欢"）或使用星星贴纸（如从 0 到 5 颗星星的等级系统）来给每门课程打分。

3. 记下孩子评分的依据。例如，孩子可能喜欢某位任课老师，但认为这门课有太多的家庭作业，因此给这门课打了一个中等的分数。

4. 退后一步，看看整个列表。一旦孩子们重新认真地思考每门课的利弊，他们给出的评分可能会有所变化。

5. 查看整个列表，指出这个孩子并没有给所有课程差评。事实上，可能只有一两门课程的评分低于平均水平。由此让孩子明白，他并不讨厌学校的一切。此外，跟孩子讨论他给每一门课程评分的理由，实际上就已经是开始解决问题了，也让孩子看到了改进的希望。

• **如果看到孩子灵活应对（尤其是在你认为他不能灵活应对的情况下）时，给予适当的表扬。**这样做的时候，你也可以指出灵活性对他本人和其他人有何好处。例如，假设孩子在他所在的阅读小组投票决定读一本不是他的第一选择的书时，他处理得很好。事后见到孩子可以这样说："我看到阅读小组选了一本不是你第一选择的书，而你处理得很好。这向其他孩子表明你可以做到平等待人，尊重他们的意见。"

• **留意孩子使用极端或绝对化的词汇或短语。**像"从不""总是""恨"和"应该"这样的词可能会反映某种刻板的人生观。为了解决这个问题，你可以温和地建议一些替代性的词汇或短语，鼓励孩子以更灵活的方式看待事物。下表提供了一些例子：

极端 / 绝对化的语言	更灵活的语言
"我必须得 A。"	"我很想得 A。"
"这将是最棒的一次旅行。"	"我真的很期待这次旅行。"
"那些孩子不应该那样对待老师。"	"我希望那些孩子不要那样对待老师。"
"我从来没有过愉快的星期一。"	"我似乎每个周一都过得不太愉快，但有时还可以。"

一开始，可能有必要提示孩子用一些替代性的说法。慢慢地，鼓励孩子想出自己的替代方案，效果会更好。

压力管理

虽然压力是生活的一部分，适当程度的压力甚至是有益的，但是太多的压力也会造成很多问题。当孩子对生活中的压力变得难以承受时，身心健康都会受到影响。普通儿童的压力来源孤独症儿童同样也会有，例如，学习成绩、家庭经济困难、不得不搬到一个新的城镇、家人生病、父母冲突，等等。能给普通儿童带来压力的东西也会给孤独症儿童带来压力。然而，由于自身的特殊情况，孤独症儿童还有其他类型的压力需要处理。更糟糕的是，孤独症儿童通常每天都会有压力。因此，对于孤独症儿童，压力累积的速度往往超过他们能够处理的速度。

孤独症儿童经常面对的压力来源包括：

- 学业和任务受挫（如第八章所述）。
- 和同龄人之间的紧张关系（源于社交焦虑、喜欢当"规则警察"、无法理解轮流规则，等等）。
- 成为欺凌（言语嘲弄、身体攻击、被排斥、网络欺凌等）的受害者。
- 来自"不友好"的感觉环境（嘈杂的走廊、吵闹的教室、明亮的零售商店等）的压力。
- 来自多种意想不到的变化和转变时的压力。
- 来自因与众不同和被孤立所带来的压力。

传授压力管理技巧

由于孤独症儿童很容易受到压力的影响，传授压力管理技能是很重要的。管理压力的方法有很多，对一个孩子有效的方法未必对另一个孩子有效。下面描述了一些经过反复验证的策略。这些策略分为以下几类：

- 时间管理
- 组织能力
- 问题解决能力

- 腾出时间放松
- 养成良好的生活习惯

时间管理

所有的孩子都面临着对时间的多种需求。上课、做作业、课外活动和各种特别活动，所有这些都需要时间。除了通常的这些需求之外，孤独症儿童通常还有额外的任务，看各种医生，接受各种治疗，如言语 / 语言治疗、作业治疗、物理治疗、应用行为分析训练、社交技能训练等。学会更好地管理时间可以帮助减轻因每天时间不够用带来的压力。做好时间管理也有助于腾出更多的休息和放松时间。

以下是一些有助于时间管理的建议。

避免活动安排过多

现在孩子们有各种各样的活动可以参加。体育锻炼、音乐课、艺术课、课外俱乐部、乐队和合唱团只是孩子们可能会选择参加的部分活动。除了这些之外，他们还有必须要做的事情，如做家庭作业和睡觉吃饭等。如上所述，孤独症儿童可能需要接受多种治疗。所有这些活动都很重要，都有助于孩子的成长。然而，有时孩子的日程可能会被安排得太满，有太多的活动要在一天内完成。如果你是家长，一定要注意孩子可能因被安排过多活动而表现出来的迹象，例如：

- 没有足够的睡眠时间。
- 没有时间放松。
- 没有时间放空自己。
- 孩子开始对他以前喜欢的活动失去兴趣。
- 孩子看起来筋疲力尽，无精打采，或者很无聊。
- 孩子没有时间去做他需要做的事情。

如果你发现了这些迹象中的一个或多个，那么可能是时候减少、取消或重新安排活动了。和孩子讨论一下他对自己参加的活动的感受，以及怎样才能使他的生活变得更加易于管理。

以身作则

你的孩子们会仔细地观察你！他们会观察你管理时间的方式，并且很有可能受你的一些习惯影响。在处理自己的时间需求时，试着成为一个积极的榜样。一定要向孩子展示你是如何挤出时间去放松、睡觉和放空自己的。这将帮助你的孩子在他们自己的生活中保持身心平衡。

帮助孩子想象时间需求

对于孤独症儿童，时间管理的一个挑战是对时间概念本身的理解。在帮助孩子提高时间管理能力时，使用视觉的、具体的方法来加强理解可能会有所帮助。例如，你可以画一个饼状图，其中每个切片代表一天中的一个时段。这将帮助你的孩子理解他的时间都花在哪里了，也能让他看到时间花费上的不平衡。你也可以使用小工具，如闹钟或可视时钟，帮助孩子知道他在某个活动上花了多少时间。

鼓励有效使用列表和日历

列出"待办事项"清单，在日历上标出截止日期和注明即将发生的事件，这些都有助于时间管理。但是，要确保这些资源得到有效利用。如果孩子花几个小时精心地列清单，而不是真正去做需要做的事情，这是没有好处的。使用的格式将取决于孩子的偏好和可用的材料。有些孩子可能想制作自己的日历和列表，而有些孩子可能想利用工具（如用于计划/组织的应用程序）来帮助记录时间。

优先排序

优先排序是时间管理的重要组成部分。当面对许多需要完成的任务时，人们很容易感到不知所措。划分优先级有助于在处理任务时按照一定的顺序，也有助于缓解压力。孩子们可以学习如何使用这个重要的技能来减轻压力，确保重要的工作得以完成。在这方面，可以采取以下几个步骤：

第一步：列出在给定时间内需要完成的重要任务。

第二步：对上面列出任务的重要性进行排序。根据孩子的习惯偏好，这一步可以通过多种方式实现。例如，任务可以分为低、中、高三个级别，或者用不同颜色来表示不同的重要程度。

第三步：制订一个计划，先做什么，然后做什么，等等。

通过问题来帮助确定最合理的顺序。这些问题可以包括：

- "需要什么时候完成任务？"
- "这个任务有多重要？"
- "要多长时间才能完成任务？"

组织能力

组织能力差会造成压力。如果缺乏条理性，可能会导致一些有压力的情况出现，比如：

- 孩子找不到当天需要的重要物品，如乐器或运动服。
- 作业找不到了。
- 学生把书或其他重要的东西落在了学校。
- 因为孩子总是把鞋子放错地方，所以早上出门前多花了不少时间。
- 因为没有使用老师下发的复习资料而考试没有考好。

提高组织能力有助于防止这些类型的压力出现，也可以应对不同类别的需求，包括整理个人物品、学习用品，以及提高学习成绩。

整理个人物品

父母们都知道让孩子保持自己房间和个人物品的整齐有序是很困难的。有些人喜欢把事情安排得井井有条，而有些人则比较随意。这在一定程度上是个人偏好的问题。不是每个人都想要归整到极致，只要可以确保重要的、经常使用的东西容易找到就行。找不到需要的东西通常会引发高度焦虑。

要养成将重要物品放在同一个地方的习惯，这有助于防止物品丢失。这在开始时需要一些努力，但是一旦养成习惯，做起来甚至不需要思考。在一开始，使用标签来标记特定物品或者在存放位置做好标志可能会有所帮助。

你也可以帮助孩子整理衣服和个人物品，让每天早上的日程进行得更加顺利。通常最好是前一天晚上完成，可以提前列出一张清单。在制订策略时，尽可能多听取孩子的意见。一定要向孩子指出，如果他更有条理，处理生活日常会变得容易得多。

整理学习用品

对学习用品的摆放缺乏条理性不仅会导致压力，还会直接影响成绩。例如，某个学生可能完成了一项家庭作业，但因为把作业忘在家里而得了零分，或者因为把复习资料忘在学校的储物柜里而没有看，因此考试成绩不佳。为了防止这类事的发生，可以帮助孩子制订策略来管理与学业相关的用品。这可能包括整理孩子的书桌、储物柜、背包等。这些策略通常要被写下来并有序执行。这需要所有相关人员的共同努力，包括教师、管理人员、家长和学生本人。

学业上的条理性

条理性可以在帮助学生有效完成学业方面发挥重要作用。有条理的学生知道应该关注什么，避免做不必要的工作。没有条理的学生可能会事倍功半，他不清楚在准备考试时应该重视哪些内容。条理性也可以在写作中起到很大的作用，因为条理性强的学生可以专注于相关的要点，而没有条理的学生可能会漫无边际地写下去或添加不相关的信息。条理性也会影响阅读，因为有条理的学生可以找出主要思想和关键术语/概念，而没有条理的学生可能不知道如何有效地阅读材料。在这方面可能会有所帮助的一些策略包括：

• 教学生学会通过列提纲组织自己的写作素材。

- 让学生重视阅读材料所涉及的要素，如主要观点、主题、情节、背景和主要人物。
- 鼓励学生在解决数学问题时展示自己的思路，并帮助他们整理解题方法，以减少由于混淆和粗心犯的错误。
- 传授学习技巧，引导学生关注关键术语、定义、概念和事实性的信息。
- 鼓励用有效且连贯的方法来完成家庭作业。

解决问题

高度的压力会让人不知所措。缓解的一个方法就是解决造成压力的问题。然而，当你感到不知所措的时候，很难从问题和忧虑中抽身而退。将解决问题的方法分为一系列可管理的步骤并将这些步骤教给学生，可以使解决问题的过程看起来不那么令人生畏。解决问题的一些基本步骤如下：

第一步：找出问题所在。孤独症儿童有时很难明白到底是什么在困扰着他们。找到了问题，就可以对问题进行细分，并用一种可以解决的方式重新定义这些问题。

第二步：头脑风暴。有时候，孤独症儿童会陷入这样的想法：一个问题只能有一个解决方案，而且这个解决方案必须是完美的。然而，生活中的大多数问题都有多种可能的解决方案。为了打开孩子的思维，你可以鼓励头脑风暴，想出尽可能多的解决方案。写下可能的解决方案通常很有帮助。在这个阶段，孩子不应该过于在意一个解决方案是否足够好，因为此时头脑风暴的目的是产生想法和创意。

第三步：确定潜在的解决方案。在这一阶段，孩子可以对在头脑风暴阶段产生的每一个潜在解决方案进行评估。引导孩子在确定好的解决方案时考虑一些重要因素，如解决方案的可行性、奏效的可能性。另外，一定要让孩子仔细考虑执行了这个解决方案后可能会发生的任何潜在的负面后果，例如，这个方案是否太危险？他会因为未经许可就尝试执行解决方案而陷入麻烦吗？用了这个解决方案会产生另一个问题吗？

第四步：执行解决方案。在确定了一个解决方案之后，就该去执行了。有时一定要考虑在什么情况下执行。鼓励孩子问这样的问题："我可以在哪里尝试？""我什么时候可以尝试？""在我尝试的时候需要有人陪着我吗？"

第五步：评估解决方案。在执行一个解决方案之后，是时候看看它的效果如何了。在这一步，可以向你的孩子、学生或个案询问有关解决方案的问题，例如：

- "它解决问题了吗？"
- "它容易操作吗？"
- "你需要帮忙吗？"
- "这在其他地方或不同的人身上会奏效吗？"
- "你自己或他人给出的解决方案有什么问题吗？"
- "下次你会有所变化吗？"

通过思考所有这些问题，你的孩子或学生将理解在为当前和未来的问题提出解决方案时需要考虑的重要因素。

第六步：在必要时回顾上述步骤。如果解决方案奏效，那就太好了。如果它不起作用，仍然可以是一个学习的机会。不要担心某个解决方案是否有效，或者它是否像每个人希望的那样有效。孩子可以思考为什么它没有起作用，然后可以重新开始这个过程。也许对这个问题的理解有问题，也许还有其他没有考虑到的解决方案，也许会产生意想不到的结果。每次孩子完成所有步骤，他都会学到一些东西，使他成为一个更有效率的问题解决者。

放空时间

每个人都需要有放空时间。在这段时间里，我们没有什么非做不可的事情。这并不一定意味着我们在这段时间是不活跃的，我们可以自由选择做什么，而不需要有一个目标或特定的目的。在这样的放空时间里我们的身体和大脑可以得到恢复，我们甚至可以产生通过其他方式不可能得到的创造性见解。孩子和成年人一样需要放空时间。很多孩子的生活被安排得满满的，偶尔放空一下，不需要努力去表现，也不需要去满足他人的期望。对于孤独症儿童，一天的日程安排可能还包括高强度的治疗，这需要他们全神贯注，全力以赴。放空一下可以帮助孩子在精神和身体上得到一些必要的休息。

孩子们对放空时间的看法因人而异。最好允许孩子在放空期间拥有高度的选择权（在合理的范围内）。但是要注意，孤独症儿童或学生可能需要一些总体的指导或建议来帮助他们决定该做什么。放空时的一些活动包括阅读、荡秋千、在蹦床上蹦蹦跳跳、探索后院、玩玩具、打牌或玩棋盘游戏、与宠物共度时光，或只是随意放松。孩子可能会选择使用电子产品，但最好让他考虑其他活动，因为玩电子游戏或上网会导致紧张感，而起不到恢复的作用。

放空时间也可以是全家一起度过的，例如，一起去海滩或公园，一起阅读，一起玩棋盘游戏等。全家一起放空，父母可以为孩子树立榜样，向他们展示如何过一种平衡的生活。

身体健康状况

压力和健康之间的关系是双向的。压力对身体有多种负面影响，可以影响血压、免疫功能、肌肉状态和消化系统等方面。压力还会影响与健康相关的生活习惯，进而影响身体健康。例如，当我们有压力的时候，我们往往会选择不健康的食物，锻炼更少，睡眠也不好。另一方面，我们的身体健康状况也会影响我们感受到的压力程度以及我们抵御压力的能力。事实证明，锻炼、良好的睡眠习惯和健康的饮食都有助于减轻压力。鉴于这几个方面在压力管理上的重要作用，下文将围绕这几个方面展开探讨。

健康饮食

每个孩子的健康情况都不一样，重要的是让儿科医生知道孩子的饮食习惯，以及你可能在这方面的任何担忧。与压力管理有关的一般营养原则包括：

- **限制咖啡因的摄入**。过量的咖啡因会增加焦虑。要特别警惕苏打水、能量饮料和咖啡饮料（包括脱咖啡因的），但也要注意，咖啡因也存在于其他类型的物品中，如巧克力、提神喷雾剂。

• **食物多样化**。多样化的饮食往往更加健康。鼓励你的孩子食用多种食物（只要不是医学上禁止的），包括谷物、蛋白质、乳制品、水果和蔬菜。要尽可能在儿童早期就这样做，以防止形成刻板的饮食习惯。

• 小心"**垃圾食品**"。很少或没有营养价值的食物会让你的孩子感到懒散，进而使你的孩子很难有精力去有效地应对压力。垃圾食品往往没什么营养，含有太多的盐、糖、添加剂和 / 或不健康的脂肪。

特别注意

在鼓励健康饮食时，尽量避免使用像"节食"和"体重"这样的词。这样有助于将重点放在保持良好的感觉和健康上面，而不是外表。

如何解决挑食问题？

孤独症儿童常常会非常挑食。从营养学的角度来看，这是非常值得关注的。孤独症儿童挑食的原因可能有很多。正如第五章所讨论的，感觉敏感似乎是其中很主要的问题，例如，他们可能会因为对味觉或嗅觉过敏而不吃某些食物。此外，如果孩子只吃特定浓度或湿度的食物，食物的口感可能也是个问题。此外，孤独症儿童严格恪守的规则和刻板习惯也可能会导致其限制性的饮食。你可能会听到这样的说法，"我只能吃白色的东西"，或"我只能吃某品牌的鸡块"。任何试图偏离（即使只是一点点）这些规则的父母都知道，想在他们不知情的情况下改变他们的食物，是多么困难，一下子就会被识破。

怎样才能解决这些孩子的挑食问题呢？首先，咨询孩子的儿科医生是很重要的。他 / 她可以帮助你确定孩子的饮食是否满足了基本的营养需求。在这方面，咨询营养学家也会有所帮助。作业治疗师可以帮助你制订一个计划来拓宽孩子的饮食选择范围，循序渐进地增加新食物。可以通过以下方式鼓励孩子吃营养均衡的饮食：

- 父母的饮食习惯要健康，为孩子树立榜样，并在家里准备多种食物。

- 让孩子参与做饭的各个方面，从菜单规划，到购买食材，再到做饭前的准备工作。给孩子合理的空间，让他们在食物上有个人的投入和创造力，让餐饮变得有趣！

- 把不同的食物放在同一个盘子里，这样孩子就会接触不同的食物。最好在挑食问题形成之前就这样做。即使孩子不会全部都吃掉，至少可以习惯食物的多样性。

运动

运动是一种很好的减压方式。它有助于清醒头脑，促进血液循环，改善睡眠，增强精力和耐力。在这个充斥着无数种电子产品的时代，让孩子去锻炼身体可能是件棘手的事情，但有一些方法可以提高孩子的积极性。

- **树立榜样**。如果你经常锻炼身体，你的孩子就更有可能跟着锻炼。一定不要让锻炼身体成为你自己的负担，否则你的孩子也会这样看待锻炼。以轻松和好玩的方式锻炼，你的孩子会被你的热情所感染。

- **给予选择权**。在合理的范围内，允许你的孩子选择他喜欢的运动。如果孩子喜欢并能胜任某项运动，他就更有可能坚持下去。记住，任何一种安全的体育活动对孩子都是有益的，不要被"锻炼"的严格定义所限制。

- **锻炼要多样化**。多样化的锻炼可以促进肌肉生长，并有助于长期坚持下去，以及防止过度单一锻炼造成的身体伤害。你可以换着花样锻炼，例如：将有氧运动（如跑步、游泳和骑自行车）和无氧运动（如举重、引体向上、俯卧撑）混合在一起；改变训练方式，如今天进行长跑，明天进行速度训练；改变锻炼的强度；在不同的地方锻炼，等等。

- **全家一起锻炼**。全家人一起锻炼，一起散步、跑步或骑自行车。如果有家庭游泳卡，可以全家一起去游泳。还可以一起做瑜伽或参加运动课程（如果课程受年龄限制，可以在课堂上学习技巧，然后在家里一起练习）。关键是让运动变得好玩和令人愉快，全家人其乐融融，每个人都有充沛的精力来抵御压力。

睡眠

睡眠困难在孤独症儿童中很常见。孤独症儿童可能会出现一系列的睡眠问题，包括入睡困难、频繁醒来、早醒和夜惊。糟糕的睡眠会削弱应对压力的能力。改善睡眠习惯有助于建立一个健康的睡眠模式。一些良好的睡眠习惯包括：

- **养成规律**。当身体进入一个有规律的睡眠 / 醒来周期时，睡眠可能会变得更加自主。当然，这并不是一项简单的任务。

- **避免白天睡太多**。虽然短暂的小睡很有好处，但白天较长的午睡会让人晚上难以入眠。对午睡的需求会因年龄和其他个人因素而有所不同。如果有什么特别的顾虑，请咨询儿科医生。

- **晚上避免过量饮水（除非有医疗上的原因）**。这可能会导致孩子在夜间起床去上厕所或尿床，影响睡眠质量。

- **避免睡前过度活动**。睡前剧烈的运动、玩激烈的电子游戏和打闹会让孩子很难上床睡觉，也会让他的身体很难进入安静的状态。

- **自己睡**。除非情况特殊，否则不要让孩子和你一起睡。和父母一起睡觉的习惯形成很快，而且很难改掉。如果孩子需要抚慰，试着在他自己的床上抚慰他，鼓励他自己安静下来。

- **保持规律**。固定的就寝时间有助于训练大脑和身体知道什么时候该睡觉。日常生活虽然不要过得太过死板，但是要帮助孩子养成一定的起居规律，尤其是睡前一两个小时的安排尽量固定。

• **睡前避免使用电子设备（如玩电子游戏、发短信、看视频、使用社交媒体等）**。睡前的视听觉刺激会影响入睡。另外，如果孩子已经上床了，避免让他接触到电子设备（手机、便携式电脑设备、便携式游戏设备）。这些东西的诱惑太大了，很难抵御，即使是在该睡觉的时候。此外，任何来自电子设备的光亮或声音都可能会干扰睡眠。

第十章

学校里的五大"嫌疑犯"

儿童和青少年有很大一部分时间都是在学校度过的。因此,对于大多数的孩子来说,和学校相关的事情经常是巨大压力的来源。孤独症儿童和其他人一样,会受到学校里所有常见压力的影响,其中包括家庭作业、考试、与同学相处等。然而,由于其自身的特殊情况,孤独症儿童还有其他的压力需要面对。我们可以从五个主要"嫌疑犯"的角度来考虑这些额外的压力和焦虑。在讨论具体策略之前,让我们简要回顾一下每个"嫌疑犯"在学校里的可能行为。

一号"嫌疑犯":刻板

在一个典型的上学日里,孩子需要做出很多转换。每天,孩子从家到学校,再从学校回到家,从一门课换到另一门课,从一个活动换到另一个活动。在一个学年中也会发生很多转换,如寒假和春假之后返回课堂。从一个学年到下一个学年也会有转换,如换老师、换同学、换年级,有时甚至换学校(如从小学升到中学)。孤独症儿童在面对转换时通常会高度焦虑(除非他们已经做好了充分的准备)。这在一定程度上解释了为什么在转换时期,如新学年的开始,假期开学的第一天,甚至在普通的周一都会特别具有挑战性。

遇到意想不到的变化也会产生与刻板有关的问题。这是很难避免的,因为即使是最有条理、最有规划的老师也难以预计变化的发生。学校里经常会发生的一些变化,包括:

- 户外活动因天气原因取消。
- 由于学校日常维护（如供暖系统）的需要，暂时换到另一个教室上课。
- 因工作变动或休产假而更换老师。
- 由于要对原来的校车进行必要的维修，来接学生的是另一辆校车。

值得注意的是，虽然学生通常会对这些变化感到沮丧或失望，但大多数学生往往很快就能克服。然而，对于孤独症学生，这些变化可能会让他们非常焦虑，需要很长时间才能适应。

对规则和期望的刻板认识也会在课堂上造成问题。孤独症学生可能会要求自己、同学甚至老师尽善尽美。当别人出现错误或者回答不够精确时，他可能会直接指出来。这种行为会干扰课堂秩序，也无助于建立积极的同伴关系和师生关系。

他们还会扮演"规则警察"的角色。他们经常会觉得有必要报告别人的违规行为，无论这种违规是多么轻微（即使老师告诉他没必要报告）。这可能会进一步影响同伴关系，因为他们可能会被其他人视为爱打小报告的人。

二号"嫌疑犯"：感觉敏感

孤独症学生在学校经常会受到各种感觉输入的轰炸。对他们来说，学校是一个十分嘈杂、拥挤、忙碌和难闻的地方，令人难以忍受。学校里的感觉超负荷会让他们变得非常焦虑，而这种焦虑会分散他们的注意力，并可能导致他们在努力应对时出现问题行为。孤独症学生在学校可能会遇到的与感觉敏感有关的问题包括：

- 在走廊里和其他孩子撞到一起
- 大礼堂里回荡的声音
- 记号笔在纸上或纸板上发出的声音
- 明亮的荧光灯
- 课间吵闹的操场

- 其他学生午餐饭菜的味道
- 学校集会上的声音、灯光和人群

三号"嫌疑犯"：社交困难

在学校，学生会处于许多不同类型的社交场合中，包括学业性的和非学业性的。对许多学生来说，学校通常是建立和培养友谊的地方。然而，对于那些在社交技能方面有困难的学生，学校里的同伴互动会带来很多不适，除了引发焦虑，干扰他们的学习，还会导致与同龄人的关系紧张，从而给师生带来挑战。因此，当孤独症学生在学校面对各种社交场合时，一定要给予其支持。下面是学校里一些可能需要支持的社交场合：

- 体育课上的团队活动
- 小组项目
- 走廊里的闲聊
- 在课堂上传递试卷
- 在校车上坐在别人旁边
- 分享美术课所用的材料
- 课堂讨论
- 学校舞会
- 课间休息时玩耍
- 一起午餐

四号"嫌疑犯"：沟通障碍

在学校对学生的语言处理能力的要求经常是很高的。课堂教学、讲座、指导、讨论和阐述通常是（或完全或主要）通过口头交流来实现的。正如第四章所讲解的，接受性语言涉及理解另一个人（或一群人）表达的内容。在学校里，接受性语言能力对学习至关重要，也会极大影响对期望行为的理解。因此，接受性语言的障碍会给孤独症学生带来巨大的挑战。在学校环境中，这些挑战极为复杂，因为多种干扰可能会使语言处理变得更加困难。

对于孤独症学生，表达性语言能力（向他人表达信息的能力）也受到挑战。学生经常需要做出口头回答，有时还需要使用复杂的语言形式，如在做口头报告或演讲时。此外，如果学生无法有效地寻求帮助，沮丧感可能会迅速升级。

语用性语言能力是指理解沟通的社交意义的能力，这种能力通常会在孤独症学生与其他学生互动时发挥作用。他们可能无法注意到非言语线索，因此，很容易产生误解。此外，孤独症学生可能会使用非常僵硬的、一成不变的语调，这使他们在同龄人中显得与众不同。

下面是学校里依赖上述语言处理能力的场合：

- 老师让一个学生坐下（接受性）
- 老师给全班同学读一个故事（接受性）
- 学生做展示和讲述（表达性）
- 老师讲课 45 分钟（接受性）
- 孩子们在饭桌上友好地互相开玩笑（语用性）
- 全班分成五人一组，讨论他们读过的一本书（接受性和表达性）
- 校长用坚定的语气要求学生在集会上安静下来（语用性）
- 学生们在午餐桌上热情地谈论他们最喜欢的电影（接受性、表达性和语用性）

五号"嫌疑犯"：任务受挫

学生在学习过程中出现某种程度的挫折感是很自然的。通过面对和克服挫折，学生可以获得信心，提高能力。然而，持续或严重的受挫可能会让学生难以承受，影响学习积极性，甚至会导致问题行为。由于自身的特殊情况，孤独症学生可能比其他学生经历更多的挫折。某些能力不足会加剧挫折感，如下：

- **粗大运动技能**：在课间玩耍、参加体育活动或在拥挤的走廊里穿行时遇到困难。
- **精细运动技能**：在使用剪刀、完成美术作品或写作方面有问题。
- **组织能力**：总是忘记把所需材料带到学校或者是从学校带回家；在学习可能的考试内容时会遇到困难；难以保持活页夹整洁有序。
- **注意力**：考试复习时注意力不集中；听老师讲解作业时注意力不集中；在小组讨论时注意力不集中。
- **抽象思维能力**：在比较小说中两个人物的性格、写一篇要在一个有争议的问题上表明立场的文章或者是做数学应用题时会遇到困难。
- **对言外之意的理解和表达**：在讨论诗歌、解释隐喻和在写作业中使用明喻时会遇到困难。

完成学校里的许多学习任务需要多方面的能力。写作就是一个很好的例子。写作通常依赖对钢笔 / 铅笔的精细运动控制、将想法组织起来的能力、保持注意力的能力、抽象思考的能力，以及理解和表达言外之意的能力。

所有 "嫌疑犯" 聚集的地方：可怕的自助餐厅！

在学校的某些地方，能找到几个主要的或几乎所有的 "嫌疑犯"。其中一个地方就是自助餐厅。对于那些普通孩子，去自助餐厅吃午饭通常是一种乐趣。然而，对于孤独症孩子，午餐时间可能会让他们感到恐惧，因为在这里，许多 "嫌疑犯" 聚集到一起，给他们造成了多种挑战。下面是自助餐厅里的一些挑战例子：

- 午餐时间不像一天中的其他时间那样被结构化安排。在自助餐厅发生什么事情都有可能。孩子们经常随意进出，事情可能会随时发生变化。这里的不可预测性会加剧孤独症学生的焦虑。

• 自助餐厅里的感觉刺激可能很多。对于孤独症学生，餐厅里的气味、饭菜的味道、声音和拥挤的人群可能会让他们无法忍受。

• 在餐厅里有许多社交和语言方面的要求。当一起坐在午餐桌上吃饭时，人们通常会互相交流。孤独症学生可能难以理解那些社交规则，可能跟不上谈话的节奏。

• 学生们在餐厅里需要完成各种各样的任务。从组织能力的角度来看，即使情况发生了变化，学生也需要知道在哪里排队，在哪里坐下。从运动技能的角度来看，学生在人群中行走时要拿好他们的午餐盘，在吃饭时要使用精细运动技能。当学生感到焦虑时，他们更难运用这些技能。

对许多孩子来说，午餐时间是社交时间，也是建立友谊的时间。此外，午餐时间也是很多孩子休息和放松的时间。然而，对于孤独症孩子，焦虑可能会阻碍他们享用午餐。有时，焦虑会让他们难以参与社交，也无法放松。鉴于以上这些原因，自助餐厅是一个很好的例子，说明为什么在学校需要执行焦虑管理策略。

教师可用的策略

针对每一个具体"嫌疑犯"的策略在前几章中有详细介绍，以下是适用于学校具体情况的一些策略，主要是为了给教师和学校支持人员提供一个大概参考。对这些策略更完整的描述请参考每个相关章节。

学校里应对五大"嫌疑犯"的策略

刻板

• 为学生提供良好且全面的结构化安排，但在这个结构化安排之内允许一些变化。

• 每隔一段时间就给学生一个惊喜，以鼓励学生积极看待意料之外的事。

• 提示学生为即将到来的变化做准备。

- 避免同时发生太多的变化。
- 让学生提前做好应对新情况的准备。
- 使用视觉支持引导学生从一个活动转换到另一个活动。
- 当学生的强烈兴趣成为一个问题，或者他扮演"规则警察"的角色时，要设定明确的界限。
- 鼓励学生谈论多种话题，培养多个兴趣（同时承认所有特殊兴趣或天赋的价值）。
- 在思维的灵活性上多做示范，鼓励学生灵活变通地思考。

感觉敏感

- 调整环境以消除或减少强烈刺激的来源。
- 考虑与感觉刺激相关的座位安排（如是否离走廊、窗户或吵闹的同学太近）。
- 考虑如何应对课间时人群拥挤的过道（如早点离开教室、选择另一条路线避开嘈杂的区域、给学生安排一个"走廊伙伴"，等等）。
- 考虑对学校的物理环境进行设备改造（如安装吸音瓷砖、自然照明，使用调频系统）。
- 考虑集会和其他特殊活动可能对学生的感觉系统产生影响。
- 当学生参加集会和其他特殊活动时，为他安排尽可能远离噪声和人群的座位。
- 让学生在进入可能具有挑战性感觉刺激的环境之前做好准备。提醒他可以帮他渡过难关的应对策略。
- 考虑午餐时的座位情况，必要时做出适当的调整（前提是不会让学生感觉被孤立）。
- 在适当和必要的时候，考虑用其他的方式来代替那些可能很吵、很拥挤或很难忍受的活动（如可以在室内休息，而不用去操场），但是一定确保不要让孩子感觉被孤立。
- 要有意识地努力做到让学生留在他的"感觉舒适区"之内。

• 咨询作业治疗师，与其共同制订目标和策略。

社交困难

• 鼓励学生积极地与同伴互动。

• 在适当和必要的时候，安排小团体活动而不是大团体活动。

• 可以考虑在学校里成立社交技能小组。

• 将社交技巧融入课程中。

• 确保支持人员了解社交技能的目标和策略。

• 确保学生在学校的所有场合中使用社交技能时得到支持（如在课堂上、在健身房、在休息时、在午餐时）。

• 帮助全班同学理解和接纳孤独症同学的社交技能差异。

• 在获得孤独症学生本人和家长允许的情况下，让学生向大家说明自己的状况及其对社交技能的影响。

沟通障碍

• 使用视觉支持（如视觉时间表、用于提示转换和预期行为的视觉提示等）。

• 使用简化语言（特别是关键词）来传达重要信息。

• 以学生可以跟上的语速清晰、流畅地表达。

• 在给出口头指示后，要确认一下是否被学生正确理解。

• 在需要引起学生注意时看着他并喊出他的名字。

• 多给学生一点时间来处理语言信息。

• 向语言治疗师咨询，与其制订一致的目标和策略。

任务受挫

• 教学生学会以一个清晰和易于管理的方式来表达沮丧的情绪和请求帮助。

• 在学生精力最充沛的时候为其布置有挑战性的任务。

• 交替布置有挑战性的任务和简单的任务。

• 循序渐进地增加难度，从简单的开始，逐步到有一定困难（有挑战性，但不会把人压垮）。

• 安排一些可以突出学生优势的任务。

- 在耐受力方面树立榜样，鼓励学生向其学习，提高学生对挫折的耐受力。

在学校教授压力与焦虑管理策略

有些学生可能会在学校咨询（无论是团体咨询还是个人咨询）的过程中学习压力管理策略。如果是这样，老师和其他工作人员有必要知道学生正在学习的策略，这样他们就可以提示和鼓励学生使用学到的技能。例如，如果一个孩子刚刚学习了如何深呼吸，那么老师就可以谨慎地建议他在压力大的情况下做几次深呼吸（如在考试前或在嘈杂的集会上）。

对于有正规的特殊教育支持的学生，压力和焦虑管理策略及其资源可以直接写入对他的培养计划，下面是一些可以写进计划的策略和支持：

- 团体和 / 或个人咨询。
- 提供视觉支持以帮助学生表达沮丧或焦虑。
- 确保家庭和学校之间围绕学生的情绪和行为进行沟通。
- 制订一个缓和计划，以防焦虑或沮丧情绪加剧。
- 让学生暂时离开令其紧张的情境。
- 指定一个可以让学生放松的地方。
- 制订计划，采取措施减少给学生带来焦虑的感觉输入。例如，允许学生下课后第一个离开，在必要和适当的时候允许使用耳机，调整座位以减少感觉刺激，等等。
- 进行旨在提高表达焦虑和沮丧能力的言语和语言治疗。
- 进行旨在调节感觉刺激的作业治疗。

整个班级（或学校）的支持

考虑到压力和焦虑对学生的影响，有必要教所有学生学会管理压力和焦虑。这可以在班级层面进行，甚至可以在整个学校层面进行。越来越多的学校认识到了这样做的价值，并将冥想和瑜伽纳入学校的日常活动。压力和焦虑管理也可以纳入学校的课程。这样的话，教授及实践压力和焦虑管理技能就能成为学校教学的一部分。当大家都在关注压力和焦虑问题时，孤独症学生有这方面的问题就不会显得那么奇怪了，对他们的支持也会变得更加自然。

第十一章

拥抱优势

孤独症儿童的"弱点"往往被过分关注。说起来，他们大部分的日常生活都会涉及他们并不特别擅长解决的问题。干预计划、治疗和课程都以他们的"缺陷"为中心，其中包括语言缺陷、社交缺陷、学习缺陷、行为缺陷等。当然，努力培养孤独症儿童的技能可以改善他们的生活，增强他们的信心。然而，关注缺陷可能会让孤独症儿童觉得自己有很多"问题"。为此，让他们认识到自己的优势所在并为此感到自豪是很重要的。最好让孤独症儿童接触到在生活中可以帮助他渡过难关的人和其他资源。

一个人的优势与其韧性密切相关。韧性指的是我们能够克服困难和迎接挑战的能力。韧性能帮助我们应对各种问题，包括压力。韧性强的人能够承受大量的压力，而不受其负面影响。他们在重压之下也能重新振作起来。与普遍观点相反，韧性并不是与生俱来的。相反，来自自身、家庭、社区和信仰的各种优势给了我们底气，让我们具备了韧性。下面的讨论有助于孤独症儿童发现自己和周围人的及其个人信念带来的优势。

个人优势

孤独症儿童在某些方面似乎特别有天赋。通常被认为是孤独症人士的强项领域包括：

- 过人的记忆力

- 数学才能
- 艺术才能
- 音乐才能
- 超群的视觉空间能力
- 长时间从事需要极其注意细节的任务的能力

很多企业都已经意识到，孤独症人士可以成为优秀的员工，因为他们具有独特的才能。越来越多的公司开始向孤独症人士提供工作机会，以发挥他们的优势。然而，重要的是要认识到，孤独症人士（包括儿童）可能在任何领域都有天赋和独到的技能，对一个人潜在价值的评估不应该狭隘地局限于"他能提供什么"这一看法。和对待其他人一样，关键是要看一个人的各个方面。

除了独到的技能和天赋，孤独症儿童可能还会有强烈的兴趣。这些兴趣通常围绕一个非常狭窄的主题。孤独症儿童可能会花费很多的时间用在他的兴趣上，一旦得到机会，可能会不停地对此谈论。他会围绕任何话题展开他的兴趣。孤独症儿童常有的兴趣点包括：

- 特定战争（如美国内战）中的战役
- 历史上的具体事件（如泰坦尼克号的沉没）
- 恐龙
- 火车
- 某个电视节目
- 某个电子游戏
- 幻想游戏卡牌

鼓励孤独症儿童重视自己的兴趣。在特定领域积累的知识可以提升孩子的自信心，其他孩子可能也会羡慕他懂得多（取决于在哪方面）。此外，随着孩子的成长，他的特殊兴趣可能会发展为一个相当不错的职业。然而，为了防止问题的出现，可能需要对孩子的特殊兴趣加以限制。这在第四章中有详细的介绍。简单地说，孩子需要遵循的一般规则包括：

- 除了谈论自己的兴趣之外，还须谈论其他话题。

- 学会识别别人对你的话题感到厌烦的迹象。
- 注意哪些孩子可能喜欢你的兴趣，哪些孩子可能不喜欢。
- 学会利用你的兴趣让对话继续下去。例如，如果另一个孩子穿的衬衫上有与你的兴趣有关的图案（如恐龙），那么看看是否能就此发起一场对话。
- 记住，成年人可能会礼貌地让你谈论你的兴趣，即使他们感到无聊。
- 确保对方也能参与到谈话中来。
- 一定要问一下别人的爱好。

孤独症儿童除了有特殊的天赋和强烈的兴趣之外，还有几点需要我们了解：

- 每个人都有优点和缺点。
- 孤独症既是优势也是挑战。
- 有很多应对孤独症带来的挑战的方法。
- 孤独症意味着他们有时会用不同的方式看待世界，但不同并不意味着错误。
- 不能仅用孤独症定义他们。他们和其他孩子的相似之处多于不同之处。

我们作为成年人，认可孩子们的成就并为此和他们一起庆祝是很重要的。记住，对其他孩子来说很容易的事情对孤独症孩子可能就是相当大的挑战。在思考某一情况对孤独症孩子的挑战时，最好从五大"嫌疑犯"入手。看到孩子取得成就就指出来，不必赞美得太过火。通常，一句简单的认可就足够了。例如，对那个在学校里一个嘈杂的集会上一直观看节目表演到最后的孩子，老师可以这样说："我知道那里很吵。你做得很好，坚持下来了。我很高兴你能运用你的应对技巧，我知道，你一定能坚持看完所有节目的。太棒了！"

寻求他人的支持

尽管孤独症儿童在社交技能方面有欠缺，但这并不意味着他们没有社会支持网络或不能从中受益。社会支持网络可以提供情感支持和非常实际的支持。下面就是这类支持的一些例子：

- 能够打电话给同学了解家庭作业的细节
- 有一个双方家长可以拼车去参加比赛和训练的队友
- 在课间有人一起玩
- 与学校辅导员轻松地谈论自己与其他学生的问题
- 有个邻居小伙伴可以一起走回家
- 有人陪着玩游戏
- 有一个学习伙伴

知道有哪些人可以提供支持

我们要帮助孤独症儿童了解哪些类型的社会支持是可用的。在帮助他们建立社会联系的过程中，重要的是不要局限于"交朋友"。虽然朋友是一种重要的人际关系，但还有许多其他关系的人也可以提供社会支持，其中包括：

- 直系亲属
- 家庭分支（包括堂兄弟姐妹、阿姨、叔叔等）
- 同学（无论他们是否被视为朋友）
- 同一个年级的孩子
- 同一所学校的孩子
- 老师和助教
- 学校行政人员（如校长、副校长）
- 学校支持人员（如辅导员、学校社工、学校心理医生、学校护士）
- 社区里值得信赖的成年人
- 家庭友人
- 邻居的孩子们
- 活动伙伴（如在同一个跆拳道训练班或音乐课的孩子）
- 教练和活动负责人

孤独症儿童可能不会充分意识到有这么多可以获得的社会关系。这是一个重要的话题，需要不断地强调。在讨论社会支持网络时，最好举一些清晰和具体的例子，说明哪些人可以被归入哪一类别。在这个过程中可以使用视觉提示。例如，你可以让孩子把人名放到代表不同社会支持类别的圆圈里。对于小一点的孩子，你可以用照片代替人名。你也可以辅助孩子设计一个颜色编码系统，用来帮助他记住谁可以提供什么类型的支持。例如，红色代表"我遇到紧急情况时去找的人"，蓝色代表"我可以一起玩的人"，绿色代表"我可以提问的人"，等等。

了解如何使用这些网络

孤独症儿童通常很难理解情境。这意味着，即使他们有社会支持网络，依然可能需要帮助才能知道如何利用这个网络。当现实生活中的情况与孩子所被教授的不同时，这一点尤其如此。例如，你可能告诉过他，如果在学校感到不适，可以去找护士，但如果孩子在外面旅行中感到不适，可能就不知道该找谁了。另一个例子是，孩子可能知道他可以和交通协管员一起过马路，但如果协管员换人了，他可能就不知道怎么办了。给孩子举各种各样的例子可以帮助他理解，寻求社会支持网络可以有许多不同的方式，出于许多不同的理由。此外，最好是让支持者自己解释他们可以提供什么样的帮助。例如，学校支持团队的成员可以坐在孩子身边，告诉孩子，如果他感到生气、紧张、悲伤或心烦意乱，可以去找他们。这期间如果老师在场可能更好，孩子会明白，如果他向这些人寻求帮助，老师是允许的。

除了知道向谁寻求帮助之外，孤独症儿童还需要了解如何获得这种帮助。根据情境的不同，孩子可以借助某些单词、短语或视觉提示来请求不同类型的支持。例如，如果孩子越来越焦虑，想离开教室，他可以说出之前练过的话，如"我需要放松一下"。如果不希望引起其他学生的注意，孩子和老师可以商定一个暗号，如"我需要休息一下"，或者是"我得去拿点东西"。对于语言能力较差的孩子，这可能需要视觉提示策略，如指向一张图片或递给老师一张写有"要求休息"的卡片。

孩子能够自己请求帮助，获得支持，这是最好的情况。然而，并不会总是这样。即使一个孩子有很好的语言能力，当焦虑迅速升级时，他也会变得不知所措，以至于不记得或无法提出要求。因此，重要的是，在场的其他人要注意到孩子正变得不安，这样他们才能在必要时帮助孩子获得支持。尽可能小心谨慎地去做（比如，小声地问："你是否需要休息一会儿？"或者说："这可能是你和史密斯太太交谈的好时机。"）。

寻求社区的支持

除了那些指定的支持者外，可能还需要让其他人了解孤独症孩子的需要，包括同学和其他学生、小区里的孩子，以及孩子可能接触到的值得信任的成年人。当然，提高对孩子需求的认识应该是以保护孩子的尊严为前提的，一定要将这样做的必要性与可能出现的任何潜在污名进行权衡。如果孩子的行为让其他人害怕和躲避他，那么对他们做出解释有助于缓解恐惧，也有益于孤独症孩子获取更广泛的支持网络。

在讨论孤独症孩子的需求时，需要透露多少信息取决于对方是谁，他们需要知道多少，以及孩子父母的认知和感受。有些父母可能只愿意透露给那些必须要知道的人，而有些父母则可能希望孩子经常接触的人都知道。这里不存在对错的问题。然而，在某些情况下，明确孩子的需求是有帮助的（不管你是否谈及孤独症诊断本身）。下面就是这方面的一些例子：

• 对于曾经有过离家出走记录的孤独症孩子，邻居和警察知道这一点是非常有用的。

• 对于一个有明显感觉需求的孩子，向理发师或牙医解释这一点可能是有帮助的。

• 对于体育教练来说，了解孩子是否有任何运动方面的问题（如精细运动、大肌肉运动、肌肉张力）可能是有帮助的。

• 对于一个课外活动（如舞蹈课、音乐课）指导老师来说，在做出任何计划外的变动之前，知道是否需要提前通知孩子可能是有帮助的。

随着孤独症孩子年龄的增长，让他们学会如何为自己发声也很重要。有时他们可能需要告知他人自己的情况，或者至少要解释一下自己的需求是什么。例如，如果一个孤独症人士的工作环境中充满噪声，对他来说，向他人解释一下他的感觉敏感或许是有用的，这样的话就可以做出调整。应该教孤独症孩子从小就学会如何表达自己的需求，最好解释并演示一下哪些需要说，以及哪些不需要说。

信念的优势

信念可以帮助人们度过压力时期。信念可以来自一个人的家庭、宗教或文化。有坚定的信念已被证明有助于抵御压力的影响，并有助于培养韧性。虽然孤独症孩子可能难以理解某些抽象概念，但这并不意味着他们不能从自己的信念中获益。下面是一些帮助孩子加强信念的方法。

• **成为榜样**。孩子会通过观察他们周围的成年人学到很多东西，包括如何因坚定信念而变得更有韧性。如果你以身作则，坚定信念，他们就更有可能向你学习。

• **尽可能让孩子参与文化活动实践**。如果他们表现出对文化的兴趣，要鼓励。可以与文化机构联系，请其提供必要的支持。可以参加文化类的活动，不同的文化，如民族文化、遗产文化和地方文化，可能存在许多重叠的地方。

• **鼓励孩子在压力大时依靠信念**。压力会让人视野狭窄。当人们感到压力时，其注意力往往只集中在手头的问题上。这种局限会容易让人忽视许多可用来解决问题的资源和优势。在这种情况下，信念可以帮助人看得更长远。当有坚定的信念时，问题通常不会看起来那么糟糕或无法解决。对于那些经常在面对问题时难以看清全局的孤独症儿童，这是非常有用的。向孤独症儿童强调信念可以帮助他们缓解对当前问题的焦虑。当孩子有压力时，可以提醒他遇到这种情况时，信念告诉他该怎么面对。如何向孩子强调信念部分取决于与所强调的信念体系有关的实践。例如，这可能意味着举行某种仪式、唱某首歌或背诵某条格言。

• **用信念来促进成长**。有了信念，人在克服挑战的过程中就能获得成长。孤独症儿童会面临多重挑战，信念在其个人成长的道路上是至关重要的。在身处逆境时坚忍不拔，持有这样的信念有助于让孩子变得更加有韧性。下面这些名言很好地总结了这一思想：

• "没有失败，就没有成长。"——H. 斯坦利·贾德（H. Stanley Judd）

• "每一次不幸、每一次失败、每一次心痛都孕育着同样或更大的好处。"——拿破仑·希尔（Napoleon Hill）

• "每天都一帆风顺并不能培养勇气，只有通过克服困难和挑战逆境才能变得更加勇敢。"——伊壁鸠鲁（Epicurus）

你用来灌输这种态度的语言和图像可以根据孩子的发展水平和偏好而有所不同。通过增强韧性，孤独症儿童在面对挑战时能够更好地应对压力、焦虑和受挫。这样的应对方式不仅能缓解压力，还能促进孩子的成长和独立。

第十二章

完美应对

还记得第一章中提到的杰森吗？在这本书的开头，我们看到他因为焦虑而在一天中充满挑战。那时候，除了小心翼翼，希望杰森能度过没有崩溃的一天之外，没有任何正式的策略。现在让我们看看，如果运用本书中讨论的焦虑管理知识和策略，杰森的一天会是什么样的。

早晨：上学前

在第一章中，杰森以被叫醒起床后的不良反应开始了他的一天。杰森现在有了一个新的闹钟，可以用舒缓的声音轻轻叫醒他。这个闹钟每隔五分钟就会响三次，而且声音会越来越大。这有助于杰森在不需要妈妈叫他的情况下自己醒来。

我们还读到了杰森因为吃不到他最喜欢的麦片后的糟糕反应。现在杰森参与了购物过程，他的工作是确保家里有足够吃一周的麦片。这样做可以将责任转移到他身上，并防止家里再次出现他喜欢的物品用光了的情况。

在过去，早上玩电子游戏是家庭冲突的主要来源。现在杰森和他的父母达成了一个协议：早上不允许玩电子游戏，但是如果他能自己做好上学准备工作，他可以在放学回家后玩一定次数的游戏（强调玩游戏次数而非游戏时间）。

在过去，因为感觉敏感和对穿着的刻板原则，穿什么衣服也是一个问题。

现在，杰森前一天晚上自己挑好要穿的衣服。如果无法确定第二天的天气而对穿什么有疑问的话，他和他的父母会提前就其他选择达成一致，这有助于避免在最后一刻换上不舒服的衣服。

作业也会在前一晚检查并装进书包，免得第二天早上因为遗漏作业而恐慌。在上学的前一天晚上，杰森还会帮忙做第二天的午饭并打包。这样他就可以确保饭里没有任何"错误"饮食而导致第二天早上的不痛快。

杰森已经学会了应对焦虑和担忧的策略，能够自己走到公交车站。当他开始担心公交车不会来的时候，他会做几次深呼吸，放松一下，然后提醒自己公交车几乎总是会准时到达的，即使不准时也没有关系，因为校长已经向他保证，像这样的迟到每个人都会理解的。

所以，不像本书开头讲述的那样，这个早晨变得顺利多了。并不是说杰森没有经历焦虑或沮丧，而是他管理这些情绪的能力好多了。此外，通过仔细观察，杰森和他的父母越来越清楚地知道是什么引发了他的焦虑。清楚了这些，有助于他们制订计划来预防或减少焦虑。尽管要付出很多努力，但所有人都认为，现在早晨的事情更容易处理了。下面让我们看看学校里的情况如何。

在学校

上课前杰森原本会遇到挑战，因为铃声和走廊里拥挤的人群会对他造成干扰。现在，杰森被允许在上课铃响前十分钟进入教学楼。这样他就有时间从储物柜里取出东西，赶在其他学生涌进来之前回到教室。虽然他仍然不喜欢学校的铃声，但因为他已经在教室里安顿下来了，铃声就比较容易忍受了。

在语文课上，对杰森来说，理解言外之意一直有困难。虽然现在这对他来说仍然是一个挑战，但老师会在课堂上对此讨论之前再解释一遍。这样他就可以更好地理解隐喻、明喻和夸张等修辞手法，从而避免令人尴尬的误读。

在历史课上，杰森经常会打断老师的讲课，谈论他最感兴趣的话题，即美国内战。现在，他和老师有了一个安排，杰森可以在老师的空闲时间去找他，用 15 分钟的时间单独讨论这个话题。老师认识一些同样喜欢这个话题的学生，最近这几个学生组成了一个研究美国内战的兴趣小组，他们在放学后活动。

在数学课上，有一位助教辅导杰森并检查他的作业，杰森的沮丧和焦虑已经减少了，他开始展示他在这个方面的优势。

由于多种原因，午餐时间对杰森来说一直不太好过。后来，学校允许杰森和他的朋友们坐在一起，他们的饭桌远离自助餐厅里最拥挤的地方。如果事情变得难以应付，杰森可以在午餐时间去图书馆。

上体育课曾经也是杰森受挫感的一个来源，但他现在做得更好了，因为他得到了支持。杰森学习和练习在整个学年循环教授的各种运动，但是当运动的难度难以接受时，他可以选择做其他运动。这样一来，杰森就不会感到尴尬，也不会被同学视为无能之辈。

在下午剩下的时间里，也会出现很多沮丧和焦虑，但持续时间都很短，杰森处理得很好。他带着一种成就感结束了一天的学习。

在各方面的帮助下，杰森的学校生活进行得很顺利。当然，他仍会感到沮丧和焦虑，但是他更容易控制情绪了。一天过去之后，杰森的成就感要远多于挫折感。之所以会发生这样的变化，是因为每个人（包括老师、父母、助教、护士和其他工作人员）都齐心协力，帮助制订并执行对杰森的支持计划。在学校，这样的团队合作是至关重要的，因为那些主要"嫌疑犯"可以在不同的时间段制造麻烦。

放学后 / 傍晚

虽然杰森很喜欢踢足球，但是这项运动训练有很多不确定因素，如场地的改变、教练变换踢球的方式、训练时间的变更，这些都曾经让杰森非常焦虑。教练、杰森和他的父母后来想出了一个办法，那就是尽早把这些变化告诉他。教练现在也明白了，如果给他解释一下为什么这些变化是必要的，他就可以更好地应对。杰森仍然不喜欢意料之外的变化，但当这种变化发生时，他也能更好地来应对了。

在过去，吃晚餐也给杰森和他的家人带来了很多麻烦，因为他对食物过于敏感。现在，杰森帮助制订菜单和准备食物，这让他对自己吃的东西有了更多的控制权。他甚至开始尝试不同食材，想看看它们是什么味道。

家庭作业也常常会引起许多问题。和许多孩子一样，杰森并不喜欢做家庭作业。不过，他现在更有条理了，在出发上学之前会检查背包，以确保所有的书、作业和学习用具都装好了。这有助于防止因有所遗漏而产生焦虑和沮丧，还可以提醒他当晚需要完成的事情。

在过去，杰森不知道该怎么安排晚上的活动，怕影响睡眠。现在，上学的前一天晚上他过得更有条理了，这有助于缓解焦虑和减少与父母的冲突。杰森也玩电子游戏，但他和父母已经达成一致，即在睡觉前早点结束游戏。为了帮助他更好地过渡到睡觉时间，全家人每天晚上花半个小时做一项家庭活动，杰森可以从预先拟定的活动列表里选。今晚是玩纸牌游戏。之后，杰森看了一会儿关于美国内战的书，然后熄灯。虽然有一些抱怨，但很快就平息了，富有成效的一天过去了，杰森睡得很好。

反思

杰森在这一天中并不是没有焦虑，但是至少没有出现崩溃。此外，杰森能够在学校和课外活动期间积极参与，因为他不再被严重的焦虑和沮丧所束缚。这并不是因为运气。相反，杰森的新生活是仔细评估、做好计划和大家共同努力的结果。要让各种策略发挥作用，杰森生活中的每个人都要参与进来。此外，当焦虑和沮丧不可避免地发生时，杰森还学会了一些有效的方法来应对。随着杰森的成长，这些方法对于确保他过上独立和丰富多彩的生活至关重要。

每个孤独症儿童的具体情况都不一样，因为他们都有属于自己的一套需求和资源。焦虑在孤独症儿童身上十分常见，不论是孤独症儿童还是他们的照顾者，如果投入时间和精力管理好这个焦虑，他们都将受益。对于孤独症儿童，对焦虑的有效管理将对他们的成长和成就产生至关重要的影响。

图书在版编目（CIP）数据

孤独症谱系障碍儿童焦虑管理实用指南 ／（美）克里斯托弗·林奇 (Christopher Lynch) 著；徐英华，马百亮译. -- 北京：华夏出版社有限公司，2022.4

书名原文：Anxiety Management for Kids on the Autism Spectrum: Your Guide to Preventing Meltdowns and Unlocking Potential

ISBN 978-7-5222-0177-1

Ⅰ. ①孤⋯ Ⅱ. ①克⋯ ②徐⋯ ③马⋯ Ⅲ. ①小儿疾病－孤独症－焦虑－治疗－指南 Ⅳ. ①R749.940.5-62

中国版本图书馆 CIP 数据核字(2021)第178326号

北京市版权局著作权合同登记号：图字 01-2021-4547 号

孤独症谱系障碍儿童焦虑管理实用指南

作　　者	［美］克里斯托弗·林奇
译　　者	徐英华　马百亮
责任编辑	许　婷　马佳琪
责任印制	顾瑞清
出版发行	华夏出版社有限公司
经　　销	新华书店
印　　装	三河市少明印务有限公司
版　　次	2022 年 4 月北京第 1 版　　2022 年 4 月北京第 1 次印刷
开　　本	720×1030　1/16 开
印　　张	9.75
字　　数	130 千字
定　　价	49.00 元

华夏出版社有限公司　地址：北京市东直门外香河园北里 4 号　邮编：100028
网址：www.hxph.com.cn　电话：（010）64663331（转）
若发现本版图书有印装质量问题，请与我社营销中心联系调换。